医院人力资源管理研究

隋小昭　张天娇　焦海燕 ◎ 著

吉林文史出版社

图书在版编目（CIP）数据

医院人力资源管理研究 / 隋小昭，张天娇，焦海燕
著 . -- 长春：吉林文史出版社，2023.10
ISBN 978-7-5472-9892-3

Ⅰ．①医… Ⅱ．①隋… ②张… ③焦… Ⅲ．①医院－
人力资源管理－研究 Ⅳ．① R197.322

中国国家版本馆 CIP 数据核字（2023）第 200048 号

YIYUAN RENLI ZIYUAN GUANLI YANJIU

书　　名	医院人力资源管理研究	
作　　者	隋小昭　张天娇　焦海燕	
责任编辑	柳永哲	
出版发行	吉林文史出版社有限责任公司	
地　　址	长春市福祉大路 5788 号	
网　　址	www.jlws.com.cn	
印　　刷	北京四海锦诚印刷技术有限公司	
开　　本	787mm×1092mm　16 开	
印　　张	10.75	
字　　数	237 千字	
版　　次	2024 年 4 月第 1 版　2024 年 4 月第 1 次印刷	
定　　价	52.00 元	
书　　号	ISBN 978-7-5472-9892-3	

前　言

　　随着社会主义市场经济体制的完善，人民物质生活水平不断提高，对卫生服务的需求日趋增加，医院之间的竞争也日趋激烈。医院属于技术密集型机构，人才是最重要的资源和优势所在。因此，医院要重视人力资源的管理，加强医院的人力资源管理，为医院留住更多的人才，为医院做出更多的贡献，从而促进医院更好地发展。

　　本书以"医院人力资源管理研究"为选题，首先，阐述医院人力资源的基础理论，内容包括人力资源概述、医院人力资源工作标准与规划、医院人力资源发展战略；其次，分析医院人力资源管理与改进，内容涉及人力资源管理的概述、医院人力资源管理的内容、现代医院人力资源管理的思考、医院人力资源管理的改进对策；再次，论述医院人力资源岗位配置与薪酬管理、医院员工培训与职业发展，内容涵盖医院岗位管理、医院人力资源调配优化对策、医院编外人员人力资源管理、医院员工薪酬管理、医院员工培训与体系优化、医院员工职业生涯管理、医院员工激励管理、医院人才流失与引进保障策略；然后，研究医院绩效管理与体系构建，内容涉及医院绩效管理的理论、医院绩效管理的目标与环境、医院绩效管理环节、医院绩效管理优化体系；最后，探索医院人力资源高质量发展实践，内容涵盖医院信息化管理、医院人力资源管理信息化建设、大数据视域下医院人力资源精细化管理、医院人力资源管理的高质量发展。

　　本书体系完整，视野开阔，层次清晰，借助通俗易懂的语言、系统明了的结构，紧跟时代步伐，满足人们不断更新的需求，进一步推动医院人力资源管理的高质量发展。本书可供广大医院人力资源管理相关从业人员、高校师生与知识爱好者阅读使用，具有一定的参考价值。

　　本书在写作过程中，得到了许多专家、学者的帮助和指导，在此表示诚挚的谢意。由于笔者水平有限，加之时间仓促，书中所涉及的内容难免有疏漏之处，希望各位读者多提宝贵的意见，以便笔者进一步修改，使之更加完善。

作者

2023 年 5 月

目 录

第一章　医院人力资源的基础理论

第一节　人力资源的概述

一、人力资源的内涵

资源是指可以产生物力、财力、人力等各种物质要素的总称，人力资源是指一定范围内的人口总体所具有劳动能力的总和，或者说是指能够推动社会和经济发展的具有智力和体力劳动能力的人的总称。具体到一个组织，人力资源可以看成是组织所拥有的能达成其组织目标的具有体力和智力劳动能力的人口总和。

与人力资源概念接近的还有人口资源、人才资源。人口资源是指一个国家或地区所拥有的人口总量；人才资源是指一个国家或地区中具有较多科学知识、较强劳动技能，在价值创造过程中起关键或重要作用的那部分人，人才资源是人力资源的一部分。这三个概念之间存在包含关系：人口资源体现出人口总量特点，是形成人力资源的基础；人口资源中具有体力劳动或脑力劳动能力、能为社会创造财富的那部分才是人力资源；而人才资源是人力资源中劳动质量高、创造财富能力强的那部分。对人力资源的概念，需要从三个方面来把握：

第一，人力资源是一个时空的概念。从宏观角度来看，人力资源是指一个国家或地区所有具有一定劳动能力的人口的总和；从微观角度来看，人力资源是组织雇用的具有劳动能力的全部员工的总和。

第二，人力资源的实质就是人所具有的进行物质财富或精神财富生产的能力，包含体能和智能两个基本方面。体能即对劳动负荷的承载力和劳动过后迅速消除疲劳的能力，以及对工作或事物的心理承载力和平衡能力。它表现为人的身体素质，如：力量、速度、耐力、反应力等；还表现为人的心理素质，如：心理承受力、克服心理障碍、寻求心理平衡的能力等。智能包含智力、知识和技能三个方面，智力是指人类具备的认识事物、运用知识解决问题的能力，包括观察力、理解力、思维判断力等；知识是指人类具备的从事社会生产和社会生活实践活动的经验和理论；技能是指人们在智力、知识的支配和指导下，运用生产资料生产物质财富和精神财富的能力。

1

第三，人力资源表现为具有劳动能力的人口的总和。此处所讲的劳动能力不仅包括体力劳动能力，还包括脑力劳动能力，这是人类所独具的，是以人体为其存在的载体。因此，现实生活中，人力资源表现为具有劳动能力的人口的总和。

二、人力资源的特点

人力资源能够维持当前社会生产的正常运转，是帮助社会生产得以发展与进步的主要资源，其所呈现出来的特点为：

第一，社会性。在社会交往中，个体的生长环境、教育环境及文化程度、人际关系等都会对其个人价值观念带来影响，在与他人交往中难免会发生摩擦与矛盾。而这种特征被称为社会性特征，在人力资源管理中，需要对上述差异进行包容与调节，以促进团队之间的友好协作，提高团队合作精神。

第二，时效性。时效性是人力资源所具备的另一个特征。在对人力资源进行开发、使用与制造时，其会受到一定的时间限制，并且对于各个阶段的人群来说，在进行劳动生产时，各自呈现出来的能力也是不一样的。随着社会的发展与年龄的增加，人们的知识会逐渐落后，在劳动生产方面的能力也会下降。

第三，能动性。从其能动性上来说，主要表现在以下几个方面：①自我强化：借助自我学习或者是接受教育的方式，使自己的素质与能力得到提升。②选择职业：能够依照个人的能力与兴趣爱好，选择适合自己的工作。③积极劳动：在实际工作与参与社会劳动中，个人的敬业精神等品质会被激发，并愿意将自己的智慧与劳动力贡献给当前的岗位。能够借助对周边资源的使用，在当前工作岗位上进行创新。

第四，可再生性。在消耗的过程中，人力资源所产生的有形磨损主要指的是自然衰老、精神损耗等，这种损耗是无法避免的；无形磨损表示的是个人知识能力在时代发展中逐渐落后，与时代需求相脱节。相较于有形磨损来说，无形磨损所带来的消耗，能够通过个人的不断努力与学习进行适当弥补。人力资源在开发与使用过程中，需要将终身学习、终身教育这一理念融入其中，在不断学习与不断培训中，提高自身的能力与水平。

三、人力资源质量

人力资源的质量具体反映在构成人力资源总量的人口的整体素质上。人力资源质量的组成包括以下部分：

第一，身体素质。身体素质是形成劳动者劳动能力的基础，是反映一个国家或地区人力资源质量的重要指标。通常来说，身体素质的衡量指标包括体质、营养构成、精神状态、忍耐力、适应环境的能力等。

第二，文化素质。文化素质是衡量劳动者受教育程度及文化科学知识的修养状况。受教育状况既包括学校教育的情况，也包括非学校教育如自学的情况。在学校教育中，学历教育和非学历教育都可提高人力资源的质量。需要说明的是，文化素养既包括人们的学历等理论知识学习的情况，也包括参加实践的情况。

第二，能力素质。这是指一个人具有从事某些职业劳动所需要的专门技能，它关系到劳动者能从事哪些行业的工作。这些技能大多数是通过职业培训或专门训练所获得的，但也有很多是靠自学或在实践中逐渐摸索出来的。需要说明的是，随着社会的发展，社会对人力资源的能力素质要求可能会不断变化，比如，当社会主要处于劳动密集型行业为主时，可能只会对劳动者的低端劳动技能提出要求；而随着资金密集型和技术密集型行业占据主要地位时，大多数低端劳动技能的掌握者都面临着提升劳动技能的压力。

第三，思想素质。思想素质主要涉及劳动者的思想意识和道德品质等内容，会对他们从事工作的绩效产生重要影响。比如，一个人对国家和民族持有何种态度、能否与他人处理好各种关系、能否将工作与家庭做好区分等，都会影响到他们的工作绩效。

第二节　医院人力资源工作标准与规划

一、医院人力资源工作标准

（一）JCI 标准与 JCI 认证

JCI是国际医疗卫生机构认证联合委员会（Joint Commission on Accreditation of Healthcare Organizations，简称JCAHO）用于对美国以外的医疗机构进行认证的附属机构。该机构的标准是全世界公认的医疗服务标准，代表了医院服务和医院管理的高水平，也是世界卫生组织认可的认证模式。JCI认证是一个严谨的体系，JCI标准的理念是最大限度地实现可达到的标准，以病人为中心，建立相应的政策、制度和流程，以鼓励持续不断的质量改进并符合当地的文化。

1.JCI 标准的宗旨与原则

（1）JCI标准的宗旨。JCI评核认可的宗旨，是站在病人利益的立场上，对医院和医务人员提出管理标准，其范围包括：病人护理、病人的评估、感染管理及控制、病人及其家属的权利和教育、设施管理与环境安全、护理人员的资格和教育、品质改进、医院决策及领导、信息管理。总之，JCI的标准是要确保"对"的人，在"对"的时间做"对"的事。

故除了硬件和软件配备外，更需要医院各部门和各员工在各司其职的同时，紧密合作，目的是为了给予病人最好和最安全的护理和照顾。

（2）JCI标准的原则。JCI标准的原则是：要求医院的管理制度要建立在标准之上，医生、护士、管理者要有授权，所有员工要有岗位考核与绩效评价，要求医院的管理达到相应的水平，尤其看重医院质量的评价依据，专家评价和考核医院的重点与国内的方式有不同，对于医院的文件、台账、硬件建设不作为重点，而是重点考核医院的制度建设、医疗流程、质量的持续改进以保障医疗安全。尽管JCI质量标准为国际统一标准，但也考虑了特定国家的国情，所以其大部分标准都是只提供了行动的框架，而将建立质量目标与指标的工作留给了医院。

2. JCI认证的特色、作用与目标

（1）JCI认证的特色。具体内容包括：①以国际公认的标准作为认证的基础；②标准的基本理念是基于促进医疗质量与病人安全的持续改进的原则；③把要求接受评审的医疗机构必须达到的标准列为"核心标准"，这些核心标准涉及医疗机构如何维护病人及家属的基本权利、提供安全可靠的医疗设施，以及减少病人医疗过程中的风险；④充分考虑标准体系与认证考核适应所在国家的法律、文化，以及行业等相关要求；⑤认证强调真实、可靠和客观。

（2）JCI认证的作用。具体内容包括：JCI对于医院所带来的，不只是医院服务质量及病人安全的提高，医院的核心竞争力也将得到全面的提升。JCI论证过程被设计成为在医院内创建一种安全和质量文化，使医院能够：①增强公众对医院关心患者安全和医疗质量的信任度；②提供安全高效的工作环境改善员工满意度；③利用医疗质量数据与支付方进行谈判；④倾听患者和家属的声音，尊重他们的权益，把他们当作合作伙伴参与到医疗过程中来；⑤营造一种开放的文化可以从不良事件和安全问题及时报告中学习改进；⑥建立合作型领导层，设定工作重点对各级质量与患者安全进行持续的领导。

（3）JCI认证的目标。具体内容包括：为病人提供满足其健康需求的服务，协调各服务流程，以提高病人的治疗效果，最大限度地利用医疗资源。

（二）医院人员资质及教育的 JCI 标准

1. 针对所有员工的工作标准

医院部门和服务负责人，针对所有员工定义所需的教育、技能、知识和其他要求；在当前工作描述中定义每位员工的责任。①医院要求临床重点学科的医师必须是医学博士毕业，临床非重点学科的医师必须是医学硕士及以上毕业，医技科室的医师必须是医学本

科及以上毕业,且基地规范化培训合格;②医院要求临床医技科室的医师必须掌握相应的临床医学知识和技能操作知识;③医院要求临床医技科室的医师必须掌握至少一项专科技能;④医院针对每一位临床医技科室的医师,必须制定《全院医师岗位职责》。

一名医学专业的临床医生,5年本科学习仅仅掌握了最基本的医学理论,3年硕士学习只是掌握了一定的专科理论,而3年博士学习,才具备了合格的临床专科理论知识,并且通过本科3年、硕士2年、博士1年的基地规范化培训,也具备了合格的临床专科实操能力;另外,针对所有临床医技科室的医师,必须制定《全院医师岗位职责》,且必须严格遵守,因此它的重要性不言而喻。

2. 医院应使用明确定义的流程

临床人员的知识和技能与患者需求保持一致;医院使用持续的标准化流程评估每位医务人员提供的患者医疗服务的质量和安全性。

诊疗规范和技术标准的制定,可以给临床医生在实践诊疗过程中做一个参考,特别对于年轻的医师,更是一种宝贵的知识财富。我国是一个法治国家,医疗纠纷和诉讼必须是以过错原则为中心,也就是只要医师严格遵守诊疗规范,即使患者出现不良后果,也可以免除医生的责任。

3. 建立员工个人信息档案

每位员工都应建有个人信息档案:医院要有一套收集、核实和评估治疗人员资质证明(执照、教育、培训和经验)的统一流程;医院应设立统一流程,用于收集那些获批在无监管的情况下独立提供医疗服务的医务人员的资质证明:医务人员的教育、执照/注册证及法律法规和医院要求的其他资质证明应接受验证并保持最新;应有统一、透明的决策流程用于决定医务人员的初次任命。

(1)医务处负责建立医师个人资料库,包括医师资格证书复印件、医师执业证书复印件、身份证复印件、职称证书复印件、医师定期考核合格证书复印件、聘用证明复印件、学历学位复印件等。

(2)医务处负责建立医师个人信息汇总表,包括姓名、性别、年龄、工号、图章号、职称、学历、学位、医师执业级别、医师执业类别、执业范围、职务、身份证号码、医师资格证书编号、医师执业证书编号、手机号码。

(3)医务处是医院里最重要的行政职能部门,承上启下,对内负责医疗质量管理,对外负责医疗、医政、医保等行政事务,比如,两年一次的国家医师定期考核工作,医师执业注册及变更工作,医院信息化医师权限维护工作,医生申请各种各样的入会资格,医生申请各种医疗技术认证,上级卫生行政部门往往对医院进行医疗质控检查或者其他各类检查时，都需要医院提供每一位医生的基本信息和各种资料的复印件，因此医务处建立医师个人档案库，是大势所趋，已然是常规必须。当然，每一家医院在结合各自医院的特点和实际情况之后，可以做适当的调整，但归根结底，建立医师个人档案库和个人信息汇总表，是为了满足临床科室和职能部门的工作需要，提高医务处的工作效率，进一步为医院发展服务，间接地为患者服务。

（4）所有临床和非临床员工被聘任时应接受岗前培训，包括介绍医院、所任命的部门或病房的情况以及他们将要承担的具体岗位责任。

医务处负责对每年新入职医师进行定期或不定期岗前培训，包括医务管理方面、医政管理方面、内勤方面的操作规范、诊疗流程及注意事项；医务处负责对全院医师进行定期或不定期的医疗多项核心制度培训。

对于三甲医院来说，每年总有一大批新入职医师，包括基地生、在读研究生和正式医师，对于新单位的各种制度规定和注意事项，都非常陌生，这就需要医务处必须及时组织新入职医师进行岗前培训，首当其冲的是医师执业注册及变更，这是一项烦杂的工作，同时也是关系到医师个人的执业生涯，要认真对待，尽可能减少他们的精力付出，让他们能安心于临床工作；另外，还要对他们进行病历填写培训、病案首页培训、医疗质量培训、医疗安全培训、医保培训等，让他们尽快上手，开展临床工作；同时，要对他们进行廉政教育和医院文化教育，让他们尽快融入医院，接受医院的文化。当然，作为一名医生，对于医疗核心制度必须要做到默念于心，非常熟悉，这关系到门诊诊治、急诊抢救和病房手术等是否不会出现问题、是否引起医疗纠纷等，是所有制度规范中最核心的制度，也是最重要的制度，更是医师的职业生命所在。

4. 医疗临床服务标准化程序

医院应具备标准化、客观的循证程序，用于授权医务人员收治患者或提供符合其资质的其他临床服务：医院根据各医务人员的持续监督和评估，至少每三年判定一次医务人员的员工资质和临床专业权限是否可以延续，无论这两项资质更改与否；医院要有一套标准化的程序，可根据治疗人员的资质证明和法规要求确定工作职责并分配临床工作；医院要有一套标准化的程序，以促进治疗人员参与医院的质量改进活动，包括在必要时评价个人表现。

（1）医务处负责定期或不定期地对每一位医师的临床理论水平和临床实践技能进行评估和考核。

（2）医务处负责每两年一次，对每一位医师进行国家医师定期考核工作，包括工作成绩、职业道德、业务水平、专业知识、相关卫生法律法规、人文医学等。

国家医师定期考核每两年举办一次，考核对象包括每一位医师，无论是正高职称，还是住院医师；无论是在院医师，还是退休医师，都必须参与本次考核工作，考试内容包括内科、外科、妇产科、儿科、中医科、口腔科等各专业领域。并且，对于医生的临床理论水平和实践技能都进行了客观的、全面的、细致的考核，医务处在医院成立的医师定期考核委员会和医师定期考核小组的指导下开展工作，首先制定医师定期考核制度，医务处专职人员必须掌握所有相关操作，组织全院医师进行培训，再分别由各科室的主管副院长或科室主任组织各自科室的培训，并且通过微信公众号和一切网络技术，传达操作步骤和注意事项，短期内就可以完成医师的定期考核前期、中期、后期工作。

总之，医院医务处针对医师资质及教育参照JCI的标准，目的在于有效管理医师的资质和教育，在医院内创建一种安全和质量文化，增强医院的核心竞争力，提供安全高效的工作环境，改善医院服务质量，进而为病人提供满足其健康需求的服务，提高病人的治疗效果，增强公众对医院关心患者安全和医疗质量的信任度。

二、医院人力资源工作规划

医院人力资源规划是医院为了实现发展战略，完成经营管理任务，根据医疗政策、社会公众医疗服务需求、竞争对手情况和内部资源条件，运用有关人力资源管理的工具和方法，制定适宜的政策与制度，对医院人力资源的获取、保留、素质提升等进行规划，确保人力资源的有效配置和员工效能最大化。

人力资源规划是分析与识别有效人力资源需求和可用性，以满足组织目标的过程。战略人力资源规划的焦点是在合适的时间、合适的地点，保持合适数量的具有适当能力的人才。在人力资源规划过程中，组织必须考虑到人力资源的有效性及长期人力资源配置问题，而不仅仅考虑几个月之后或一年之后的问题。

此外，人力资源规划还包括组织内部员工的转岗、临时解雇员工、削减员工的数量、继续培训规划现有员工，以及特殊部门员工数量的增加。需要考虑的因素包括目前组织中员工的知识、技术和能力，以及由于退休、晋升、跳槽、解雇引起的岗位空缺。人力资源规划需要人力资源专业人员和部门负责人一起付出足够的时间与努力。

（一）医院人力资源规划的内容

1. 医院组织结构规划

医院组织结构规划是对医院的科室设置、职责与权限范围、分工与协作关系进行总体性的规划。其具体内容包括：对医院现行的组织结构形式进行充分的调研；对职能科室的职能交叉或不清的职责进行详细的梳理；对临床医技科室的专业设置情况进行调研；根据有关政策和医院实际情况及医院领导者的变革意向确定组织结构的设计形式。

2. 医院员工配置规划

医院员工配置规划主要是根据医院的规模与功能（具体主要看医院等级、病床规模、是否医学院附属医院或教学医院等），结合医院发展战略要求，对医院未来人员需求和供给进行预测，确保员工的数量和质量能与医院发展要求相适应，最终实现人员总量与医院规模相适应，个人能力与岗位任职资格及有关条件要求相适应。

员工配置规划要做好三个方面的工作：人力资源需求预测、人力资源供给预测、需求与供给平衡工作，同时，要关注人力资源内部流动引起的人员变动，如：晋升、辞职、调动、退休、解聘、休假、培训等。人力资源需求预测的主要方法包括：比率法、时间序列法、定员定额分析法、马尔可夫分析法。

3. 医院人力资源成本规划

医院人力资源成本规划主要是根据医院的医疗收入情况，合理确定支付给员工的各种劳动报酬，既有效控制成本支出，又确保员工能够得到合理回报。

4. 医院人力资源制度规划

医院人力资源制度规划是人力资源总规划目标实现的重要保证。其目的是完善医院人力资源管理制度、工作流程与工作标准，确保人力资源管理的系统性和规范化。

5. 医院员工培训发展规划

医院员工培训发展规划主要是根据医院的业务发展要求，有计划、按步骤地培养能够胜任现有和未来各岗位能力要求的员工，其目的是更关注员工的素质与能力，而不仅仅是数量。

6. 医院人力资源管理变革规划

医院所处的环境总是在一定的变化中，要想适应环境的变化和医院的发展，医院总是要改变一些人力资源管理的理念、模式与制度。如：招聘方式的变革、考核与分配方案的改革等，这些都属于人力资源管理变革的范畴。

（二）医院人力资源规划的优化

基于医院发展的战略及关于人力供需情况的预测研究数据为基础，采用组织架构的再设计和定制，包括各个岗位责任及人员的设定，实行严格的培训计划和考核模式，目的是对人员的控制和管理进一步提升，为医院的医疗科研和教学等业务开展提供强大的人才保障机制。

1. 医院人力资源的供需预测

（1）医院人力资源需求预测。医院在规划人力资源时，对人力资源管理和规划规律的掌握是必不可少的，依据人力发展规律和发展态势，全面掌握医院人力供需关系，对医院的人力资源需求进行客观、公正的判断。如：使用经验预测法进行医院人力资源需求预测：经验预测法来源于医院多年的实践经验，来源于实际管理人员的工作实际，依据最近几年的业务数据变化进行评测，从而对医院未来的发展中人员需求进行经验预测，医院可以提出积极推进"市场、宣传、科研、教学"四位一体战略发展为目标，来预测未来人力资源的需求，同时，随着近年来医院市场的需求越来越大，患者人数急剧增加，这都需要各部门根据实际情况将包括领导班子、行政管理、专业技术及后勤服务人员的具体需求确定下来，汇总到人力资源部门。在未来三年中，医院在行政人才及专业技术人才的增长最为迅速，也是需求最大的，因此在人才的选拔和评聘要着重注意这方面的需求。

（2）医院人力资源供给预测。

第一，内部供给定量分析影响组织人力资源供给的最大因素来源于组织内部。人才的流动、辞职等内部因素影响人力供给变化。在翔实的数据基础上，对医院人力进行供给预测主要采用马尔科夫模型[①]，分析整理了近年来医院的相关数据统计。

第二，外部人力资源供给人才的外部招聘属于人力资源储备的外部力量，也是通过网络招聘、熟人介绍及人才引进的方式来实现的。其中，通过网络招聘、熟人介绍是主要的外部人力供给的方式，而引进人才的招聘只是属于辅助的方式。

（3）医院人力资源需求平衡分析。人力资源预测的关键阶段是针对供给和需求的平衡分析，在这个过程中应充分考虑内部和外部的各人才影响要素及人才影响的相关要素。医院设定的供需平衡的要件包括：岗位设置和人才配备平衡。在医院的医疗科研教学中，应把人才的需求放于首要位置，一切问题都应在充足的人员储备的基础上，保证充分的人员储备和良好的人才素质。

2. 医院人力资源规划优化的原则

（1）与医院战略发展相一致的原则。医院把自身定位于扩大市场、宣传、教学、科研层次的医院，那么医院在人力资源规划方面的工作开展必须着眼于战略高度来考量，人力规划不能脱离医院的人才战略的发展目标，二者必须齐头并进，保持同步发展。

根据医院的战略发展提前进行规划工作，在岗位责任的制定、员工个人职业发展、人员业务培训的计划及相应的绩效评价、薪酬激励规划等各个方面。因此，着眼于医院的战

---

①　在人力资源管理概论中，马尔科夫模型是用来预测等时间间隔点上（一般为一年）各类人员分布状况的一种动态预测技术，是从统计学中借鉴过来的一种定量预测方法。它的基本思路是：找出过去人力资源流动的比例，以此来预测未来人力资源供给的情况。

略发展，应以市场和医疗科研人员为主，同时应把握人才培养的全面覆盖性。人才工作规划的出发点在于医院的战略发展方向，保持二者的一致关系并且二者相容。战略发展无法为人才培养让路，人才培养也不能脱离战略目标而自行其道，无论哪种情况都会对医院的医疗教研活动造成质量的困扰，降低质量就影响发展机会的选择，对医院的发展是一种限制。所以可以说，人力资源规划必须遵循的根本在于一致性，人力规划务必和战略目标保持一致性。

（2）优化性原则。人力资源规划要提供给医院最优化的人才储备，在人员的配备上的合理。人员的过度储备会导致人力成本的激增，人力储备薄弱则会导致各项工作的效率无法快速提升，包括业务和管理效率。人力资源的储备优化原则对医院的长远发展提供强大的助推，医院人力发展的理想目标就是如此。所以，优化性原则是医院人力资源规划所必须满足的原则之一。

（3）适应多重状况的弹性原则。医院的人力需求不能只看表面现象，而应从数据分析和调查研究着手，对现在，包括对医院未来发展储备人才的规划以及相应的测评机制都应科学建立并对供求关系进行深入分析和测度，如：当遇到大批患者同时入院就医且情况紧急时，这时就需要医院根据事先做好的应急方案合理调配医护人员、管理及后勤保障人员，进行有条不紊的筹备，保障患者正常就医，不能让医院工作出现遗漏。

（4）与内外环境变化相适应的原则。医院的内部环境和外部环境的分析和掌握是人力资源规划的基础，进而医院运行管理才能如常推进运行。医院内部主要关注患者数量、受欢迎医生、不受欢迎医生的变化，以及医护岗位人员的流动，也包括医院发展战略的调整所引起的变动。医院的外部环境涉及国家医院市场、人才政策的政策方针及人才市场竞争外部变化。医院在人力资源规划必须依托于这些内外变化，适应变化的趋势和需求，针对内外的不同变化，对人力资源变化做出准确的需求测量和潜在的人才风险预判，最好能有对付风险的应急策略。

3. 医院人力资源规划的优化方案

（1）完善医院组织机构设置。近年来，医院着重发展市场、医疗、人事管理、科研、宣传等方面的工作，可单独成立网络宣传部、市场部、经营部、心脑血管研究中心等机构，同时，根据政府相关政策要单独设立审计处。

根据医院对人才需求的预测及存在的问题，从医院事业发展实际需要出发，结合医院自身的层次和医院规模等实际情况，可将采购处、保卫处等机构归并到行政处，合并教学科研相关处室，对机构进行"瘦身"，对于岗位设置进行精简，避免了人浮于事，同时又细化了各部门的职责，能有效形成效率高超、协调稳健、规范科学的医院管理模式，更加科学合理地对医疗、教科研、行政职能部门等内部组织机构和人员配备进行精简设置。

（2）优化医院人员配置。人力资源部门长期以来不断忙于重新修订院内各处室岗位职数方案这种情况，可从以下几个方面重新规划出一套新的职位修订方式：

第一，科学规范职位总数。由于医院的特殊性质，医院可直接将人员分成两个大部分：①医疗科研的技术岗位；②行政管理岗位。两类编制要根据预期病患情况及市场对医院人才需求分析之必要工作量来确定的岗位数。同时，在能够完成医院战略目标的情况下，也要结合实际情况确定出岗位数下线。在规定的指数额度内，在上限和下限之间的空间扩大，形成了调整医院岗位额度的控制空间，为操作形成了可行性，具备一定的说服力，保证了在规定的医院岗位数额度内进行岗位编制的调整。

第二，全面推行全员聘任制。医院实行固定的岗位，推行全员聘用，岗位透明，由人才和医院进行各自的选择，在公平公正的环境中，选择最优。

第三，按照相关政策法规，双方协商同意签订聘用合同。在合同中约束双方的权利和责任。在全员聘用的制度约束下，保证了医院用人环境风清气正，公平公正。医院用人和人才就业具备自主性，对医院和员工的利益都有相应的保证。

第四，推行行政处负责人竞争上岗制度。为优秀的人才的晋升打造开放的环境，在人员的个人职业发展上建设具备活力和竞争力的上进机制，克服了评资历就可以获得的晋升和加薪，从而调动积极肯干的中青年员工的工作积极性。

（3）明确医院外员招聘目标。要想实现医院推进"市场、宣传、科研、教学"四位一体战略发展，优秀人才的不断加是医院良好发展的首要要素。这就需要医院在完善内设机构的基础上，进一步明确院外人员的招聘目标。招聘规划主要根据医院的组织发展战略，以及预测的人力资源需求与供给的结果而制定。根据前面的分析，医院所需人才分为四大类，其中领导人才队伍需求包括：决策人才、医疗专项人才和医务管理人才等；行政人才需求包括：综合管理人才、人力资源管理人才、医疗辅助人才、媒体宣传人才等；技术人才需求包括：教学型人才、科研型人才、教学科研型人才；后勤保障人才需求包括：营养师、保安等。

人事部门根据部门的发展需要、人力资源规划形成人才需求的科学规划。根据计划人力部门开展专项工作，在总医院董事会批准的前提下可制订"医院高层次人才队伍建设系列计划"，即着力于吸引医院重点建设科室学科和具有较大发展潜力的新兴、交叉学科及人力资源管理（如：融合介入技术的微创手术、新型植入器械）等方向具有突出创新能力和战略性思维和学术领导才能，在本学科领域取得国内同行公认的突出学术成就的杰出人才到院工作及着重聘请在心脑血管等方面具有一定影响的全国知名专家为医院常驻专家。

对于这些人才可推行有针对性的人才优待策略，根据不同的人才级别，设定不同的优厚待遇，可以一人一策。但是必须对人才的个人资料、能力测试、面试、体检等相关信息，及注意对人才的评估和后续发挥作用的跟踪评价。

（4）开发医院多元协调培训体系。开发一套合理、健全、多样性的医院培训体系对医院来说十分重要，也为员工个体发展提供源源不绝的动力。对培训的成本进行提前的预算，对培训费用的应用部位进行科学的规范。设计培训，应从医院的人才队伍和资金财力出发，再结合医院未来的发展战略，制定最优化的培训经费使用。培训还要密切结合医院的学科发展方向，保证培训方向与医院发展方向一致，能够培养与满足医院发展的高素质人才队伍，促进人才结构、教育结构和职称结构的合理，形成合理的人才梯队。

第一，培训形式应采用多种方式。根据医院发展实际，以正确的理论为指引，对不同层次的人员展开培训，培训形式、内容以及时间等都应充分考量，形成培训的多层次化和针对性。采取短期培训和长期培训相结合、定期培训和不定期培训相结合、内部培训和外部培训相结合等综合培训模式。

第二，增强对被培训人员的自发性培养。医院的专业人才和管理人员的培训是人才成长所必需的条件，使学习成为自觉、成为习惯，把被动的培训逐渐转变为主动行为，不再把学习和培训当作任务来完成。所以，培训应从培训的理念出发，形成培训主体的潜意识，以此达成完美的培训结果。

第三，培训需要结合考核制度。当前医院的培训考核缺乏必要的组织制度。培训没有形成培训主体的行为自觉，缺乏培训的积极性，所以，对医院必须建立起来严格的量化考核机制，包括对医疗能力、医护人员的知识体系、科研任务完成等都要考核，把考核结果与职务晋升、薪资提高等建立必然的因果联系，促进培训的有效性，避免为了培训而培训，浪费了稀缺的培训资源。以严格的考核和评价，来测量培训的有效性，为下一步的培训计划制订提供必要的依据。

（5）重视医院员工职业生涯规划。对于员工的职业生涯的规划要从以下几个方面入手：

第一，根据预测医院未来人力资源市场的供给予需求、未来的外部环境及医院的不确定因素，对员工的职业生涯的影响因素进行预测。采用有效的方法对员工进行分析和评价，对员工的基本情况，包括能力水平、性格特征、爱好兴趣、知识结构能全面掌握，如此才能为员工制订科学的职业生涯规划。

第二，对员工的职业规划必须依托于职业发展的内在的本质规律，结合每个员工的不同特征，设计职业发展规划，规划也必须与医院的战略发展相符合，保证医院和个人的全面协调发展。

第三，医院可以提供必要的保障措施，帮助员工的个人发展目标的实现，可以提供晋升、培训和加薪等机会，引导员工的个人发展目标与医院的发展目标协调一致。

第四，实行检查评价。根据一定的时间，对规划的目标和结果进行评价，找差距及产生差距的原因，据此实时调整员工职业发展规划，保证规划实施的可行性和促进作用，不断地总结，为医院的员工的职业发展规划制订提供经验和制订的能力。

（6）激发医院薪酬激励竞争力。制定系列化的制度，激励是必要的手段之一。现行的奖励金制度需要进一步明确其激励作用，发挥奖励金的激励强化功能。

第一，基础奖励金。按照医护人数和科研量进行配比，分发给各个科室，由各个部门根据自身实际和特点和每个人的工作实际进行量化分配。

第二，业绩奖励金，这笔奖励金是根据业务工作量，还要体现工作质量，保证工作质量提升的奖励。

第三，重点奖励金，主要用于在医院学科建设中起到主要推动作用，为重点学科建设发挥了导向作用和引导作用的人员。业绩奖励金和重点奖励金一般由医院的专门的奖励金工作领导小组来管理具体分配，主要依据各个科研室的具体汇报和总结情况及医院日常考核情况，按照等级进行奖励，重点奖励业绩突出。

第四，机动奖励金，主要用于弥补前三项奖励金的空白。通常也有医院奖励金管理小组负责组织分配。将奖励的重点放于医疗科研的重点人员。

第三节　医院人力资源发展战略

一、医院人力资源发展的趋势

（一）以人为本，优化结构比例

基于"以人为本"的理念，重视人才，让人才成为医院发展的核心竞争力。因此，未来我国将继续优化卫生岗位结构比例，优化薪酬结构，在评价体系中体现医院人员医疗本色的回归。

第一，优化岗位结构比例，适度增加医师中级职称的比例，提高护士中级、高级职称比例，塑造职称宽窄合适的金字塔结构。调动医务人员积极性是医院改革的最主要微观目标，而绩效管理则是调动积极性的主要手段。

第二，完善卫生人员岗位评价标准，重新评估岗位价值，以岗位风险、岗位责任、协作性等标准作为岗位价值基础，以岗位价值为导向改革薪酬体系，响应国家破"四唯"[①]的号召，以新的绩效体系指导医院人员回归"诊疗"本色。我国医院绩效管理将继续发挥人力资源管理指挥棒作用，但会把重心从薪酬分配和晋升逐渐转移到促进员工培训和职业生涯规划上来，更多体现"以人性为本"，关注医务人员的潜能发掘，将绩效结果更好地

---

① "四唯"是指唯论文、唯职称、唯学历、唯奖项。

用于员工个人职业发展。

（二）总量控制，提质增效

未来，我国将继续控制医院规模无序扩张趋势，激励医院优势资源下沉，继续改善"床护比"[①]"医护比"[②]，着力提高医疗服务质量，以提高医院运行绩效为目标，建立科学、高效的人力资源管理机制和人才保障机制。

"互联网+医疗健康"将促使医院使用现代信息技术开展人力资源电子化管理，加速人才"选、用、育、留"一体化。医疗服务信息化，如：远程医疗、AI技术在临床的应用将提升医疗服务效率，改善医师工作负荷，同时也对医院人力资源提出了更高的技术要求。

（三）人才现代化，发展战略提升

未来，医院要将人力资源战略提到与医院发展战略相同的高度，如：我国医院人力资源将从数量型转向质量型发展，大型医院应提高高级职称比例，培养与国际接轨的现代化人才体系；县级医院要培养适宜性人才，提升中级职称人才的比例。

医院战略应该从"低成本"转向"差异化"和"集中化"，相应地，人力资源管理也将由"薪酬诱引型"转向"投资型"和"参与型"，促进医院人力资源质量提升。大型医院须提升医疗水平，为建设国家医学高峰提供医学人才，县级医院应成为县域医疗中心，提升卫生技术人员医疗服务水平。同时，各类医院都应弥补医院卫生技术人员应急管理能力短板，并加强公共卫生人才的引进与培养。

二、医院人力资源发展战略的实现路径

（一）改善行业执业环境，提高职业保障

改善医疗行业职业环境可以从对内和对外两个方面入手。

1. 对内改进

对内改进流程，用现代化管理工具对医院进行精细化管理，建立以成本管控为核心的精细化运营体系。长时间超工作时长会给医院优质服务带来长远影响，提升医疗单位服务价值，也是从人文关怀角度提升医务人员的积极性。

---

① 床护比是统计周期内提供护理服务的单位实际开放床位与所配备的执业护士人数比例，反映平均每张开放床位所配备的执业护士数量。

② 医护比是指医生和护士的数量与人口的比例。

落实"两个允许"①的薪酬改革方向，提升医务人员待遇，调整薪酬结构，促使医务人员"阳光收入"提高。根据现代薪酬理论，广义的薪酬还包括非经济性激励，如：组织良好的社会声誉、匹配的工作环境、明确的晋升通道及受人尊重的社会环境等，医院员工在工作援助层面和生活帮助层面均有较大需求。建议医院开展员工帮助计划，在生活质量改善、员工心理扶助等方面增加力度。

2. 对外改进

（1）落实政策，严格执行《医疗纠纷预防和处理条例》，坚决打击涉医犯罪，评估医疗执业风险，做好涉医犯罪的紧急预案，加强医院安全管理。

（2）加强宣传教育，做好舆论引导，加强自媒体平台的舆论监督导向，评估涉医新闻的公正性，营造良好社会氛围，并主动利用医院移动医疗APP、微信公众号、微博等平台，以生动、亲民的形式传播权威医学信息，开展"好医生""好护士""好药师"等评选，宣传医疗卫生行业榜样，增进医患互动、理解和尊重。

（二）以健康为导向，优化战略

医院在制定自身卫生人力资源战略时，须先复盘近年来的得失，总结经验教训，统筹内外部资源，在宏观环境的分析②基础上，进行态势分析③。重点是根据优势与机遇分析，推进医院优势领域，制定医院未来发展的成长型战略；同时，也要根据发展现状与技术，清醒认识到医院的"隐患"和"陷阱"，扬长避短，并做好危机预案。具体来说，医院人力资源优化可以从以几个下方面入手：

1. 组织优化

人力资源战略是人力资源管理的重点工作，要和组织发展相匹配，随内外部环境变化调整人力资源管理实践，促成组织战略目标的达成。

医院的发展阶段可分为初创期、成长期、成熟期和衰退期，不同阶段医院战略选择有显著差异，人力资源的支持方式也有明显的不同。初创期的医院生存是核心，重点是管理人力资源成本，绩效采取结果导向，招聘以技术成熟者为主；成长期的医院具备一定规模，要做大做强，除关注结果外还要关注过程，人力资源管理要强调制度规范，建立岗位权责利体系，全面关注人才培养，绩效管理同时关注过程和结果，提供具有竞争性的薪酬水平；成熟期的医院要关注机构臃肿、人员协调性差的问题，建立具有竞争力的薪酬体

---

① 第一个允许，是"允许医疗卫生机构突破现行事业单位工资调控水平"。第二个允许，是"允许医疗服务收入扣除成本并按规定提取各项基金后主要用于人员奖励"。

② 宏观环境的分析包括组织外部的政治、经济、社会和技术。

③ 态势分析包括内部的优势、劣势，外部的机会、威胁。

系，奖励中高层及核心骨干，全面评估和诊断组织战略和人力资源管理体系适配性，强调变革、危机意识，保持组织和人员活力；衰退期的医院需转型变革，一方面主动寻求差异化经营和技术突破，另一方面控制成本，主动沟通稳定人员队伍。

2. 能力和机制优化

卫生组织的能力提升不仅包括个人业务能力、管理水平的提升，也包括组织开发、激励、团结人才的能力提升。能力建设主要从组织品牌建设、员工领导力培养、岗位胜任力匹配几个角度完善，主要的衡量指标包括社会口碑、员工敬业度等指标。

医院人力资源的主要机制主要包括激励机制、牵引机制、约束机制、淘汰机制。职业发展规划和薪酬公平性是激励员工的主要手段，任职资格、绩效考核体系、组织文化是主要的牵引和约束手段。淘汰机制一般是卫生组织最棘手的问题，对于公立组织来说，虽然一般考核原则是奖励为主、惩罚为辅，但可从明确绩效体系，严格考核指标入手，拉开薪酬差距，重奖关键部门和关键岗位人员，落实对违反医德医风的恶性事件一票否决制度。

3. 基础管理优化

人力资源规划是人力资源工作的起点，基础工作包括组织结构设计、工作分析、任职资格和胜任力模型建设、信息化与智能化等。这些工作的抓手是"人才盘点"，对于每一个卫生组织而言，在制订阶段性人力资源规划前，都应该再次梳理人才评价标准，全面掌握组织人才状况，进行组织整体和关键岗位的需求和供给预测，对关键业务岗位、管理岗位做出明确的继任计划，以确定这些岗位的引进标准、招募计划，防患于未然。

（三）重视医疗价值，追求高性价比的医疗服务

高性价比的医疗服务——"价值医疗"，即以人为本，追求高性价比的医疗服务。在管理实践中是要充分综合医疗结果、过程和医疗成本，选择效用成本比最大的医疗方案，实现"医护患"一体化。

"价值医疗"需要提升医疗结果的医患满意度，降低医疗成本，这些目标引导医院要更加重视人才结构、人才培养、学科建设，通过提高医务人员满意度提升患者满意度。同时，建立医务人员价值测算体系，建立以能力为主的薪酬理念，改革过去以职位或绩效为主的薪酬模式，按照岗位重要性、岗位风险、业绩贡献、合作程度等指标评估岗位价值，理顺分配关系，拉开差距，有效吸引、保留和激励优秀人才，实现医院"价值医疗"。

（四）充实拓展护理队伍与服务，实现医师分类管理

1. 充实拓展护理队伍与服务

未来，我国将加大护理专业人才供给，加强护理专业人才培养，护理人员供给数量和

质量有望提升。具体内容主要包括：①继续提高医护比，增加护士中、高级职称比例；②培养护士的决策和思考能力，提升护理职业在医疗健康中的重要性，增加护士的使命感和职业荣誉感，从而产生内驱力提升医疗服务品质。

医院要响应国家医疗服务下沉的号召和社会的需求，创新护理服务形式和服务内容，通过院外咨询、上门服务、网上付费咨询等形式提升护士阳光收入，实现知识和经验变现。同时，护士作为我国卫生应急体系中的重要人力资源，要提升公共卫生应急事件的敏感性和处置能力。

2. 改革评审标准，实现临床医师分类管理

改进医师岗位评价标准，匹配国家关于绩效考核应突出岗位贡献和破"四唯"的要求，使临床医师回归"看病"本色，医疗服务质量高的医师同样能获得晋升机会。

未来医院需要对人才队伍进行双线管理，需要以医疗救治为主的专家体系和以科研创新为主的专家团队，分类评估医务人员价值。

（五）提升应急处置能力，重塑应急管理体系

未来，医院要改进公共卫生预警监测机制，提高医院人员预警、研判能力，加强传染病等重大疫情应对人员处置能力，有计划地进行培训演练，加快培养"防治复合型"公共卫生人才。

建立医院公共卫生人员绩效考核方案，放宽一线医生上报传染病的条件，减轻上报人责任。促使医疗机构重塑卫生应急管理体系，切实承担疾病预防控制职责。

第二章　医院人力资源管理与改进

第一节　人力资源管理的概述

管理是在特定的环境下，对组织所拥有的各种资源进行计划、组织、领导和控制，保证以有效的方式实现组织既定目标的过程。人力资源管理，是指运用现代化的科学方法，对与一定物力相结合的人力进行合理的培训、组织和调配，使人力、物力经常保持最佳比例，同时对人的思想、心理和行为进行恰当的诱导、控制和协调，充分发挥人的主观能动性，使人尽其才，事得其人，人事相宜，以实现组织目标。"人力资源管理就是运用科学合理的手段，采取合理的方式对人才进行有效的管理，提高目标人群的利用率，从而实现与优秀人才的合理匹配。"[①]

一、人力资源管理的内涵

人力资源管理的内涵：

第一，任何形式的人力资源开发与管理都是为了实现一定的目标，如：个人家庭投资的预期收益最大化、组织经营效益最大化及社会人力资源配置最优化。

第二，人力资源管理只有充分有效地运用计划、组织、指挥、协调和控制等现代管理手段，才能达到人力资源管理目标。

第三，人力资源管理主要研究人与人关系的利益调整、个人的利益取舍、人与事的配合、人力资源潜力的开发、工作效率和效益的提高，以及实现人力资源管理效益的相关理论、方法、工具和技术。

第四，人力资源管理不是单一的管理行为，必须将相关管理手段相互配合才能取得理想的效果。

二、人力资源管理的职能

人力资源管理的基本职能可以概括为五项：获取、整合、保持和激励、控制与调整、

---

① 赵长松.公立医院人力资源管理中的合同制员工管理 [J]. 人才资源开发，2023，486（03）：92.

开发。

第一，获取。获取是指组织通过一定渠道和方式获取人力资源，包括招聘、考试、选拔与委派等。

第二，整合。使被招收的员工了解组织的宗旨与价值观，接受并遵从其指导，使之内化为员工的价值观，从而建立和加强他们对组织的认同感与责任感。这方面的主要任务是强化员工的认同，增强组织凝聚力。员工的入职培训和在日常工作中的感受都十分重要。

第三，保持和激励。保持是指保留已经加入组织的员工，并保证他们为了组织目标的实现而努力奋斗。这通常可以通过向员工提供与其业绩相匹配的奖酬、增加其满意感、使其安心并积极工作等来实现。

第四，控制与调整。评估员工的素质、考核其绩效，做出相应奖惩、升迁、离退和解雇等决策。

第五，开发。对员工实施培训，并提供给他们发展机会，指导他们认清自己的长处与短处以及今后的发展方向和道路。培训和职业生涯规划等都是非常重要的手段。总之，获取、整合、保持和激励、控制与调整、开发各职能之间是相辅相成、彼此配合的。

三、人力资源管理的发展

人是改变的推动者，组织生存与发展的核心竞争力是拥有强大的知识资本，这是组织不断创新与前进的主要技能，而拥有知识资本的正是现在组织管理理念中具有标志性竞争优势的人力资源。组织发展方向也已经从只关注于生产变为既关注生产，又关注经济全球化、信息网络化、社会知识化及组织形态变化给人力资源管理带来机遇和挑战。

（一）人力资源管理的发展机遇

1. 教育与人力资源管理发展

（1）教育对人力资源供求的影响。教育是居民消费的重要领域，为大力发展教育事业提供需求动力。用于娱乐文化教育的支出在居民总消费支出中居前列。增加居民收入和推进教育体制改革的政策，将有效地刺激居民的教育需求。目前，我国的教育进入了发展的"黄金期"，而教育对人力资源的供给和需求都有着重大影响，能够促进人力资源的供求均衡。

（2）教育提高人力资源供给质量。教育是赋予人力资源以一定质量的最直接、最重要的手段。先天因素和养育条件决定劳动者的身体素质，也在很大程度上受由教育获得的保健知识、方法的影响。提高一个人文化素质的最高效的途径正是接受正规学校教育。教育可以培养其敬业、守职的精神，促使其劳动行为规范。教育更是提高人力资源供给的有效性、降低生产领域低效率的重要手段。

（3）教育刺激人力资源需求增加。教育发展会推动科学技术进步，提高人们的整体素质。科技进步对人力资源需求的影响有：①科技进步会促进资本有机构成的完善和劳动生产率的提高，在其他条件不变的情况下会导致对人力资源总需求的减少；②科技进步伴随着劳动生产率的提高与生产力的发展，而生产力发展是扩大人力资源总需求的根本途径。

随着科学技术的进步，新兴的行业、部门出现，扩大人力资源总需求。尤其是生产力的发展将引起社会分工协作的发展，第三产业必将得到较快发展，因而即使物质资料生产部门因新技术的采用而不增加甚至减少对人力资源的需求，整个社会对人力资源的总需求还会增加。在长期内，科技进步必然会增加社会的人力资源总需求。

教育通过提高劳动者的边际生产率而刺激组织对劳动力的需求。人力资源的需求主体是厂商，厂商的行为目标是追求利润最大化，因而厂商对人力资源的需求也是经过劳动力成本和收益的比较决定的，也即由人力资源的边际生产力决定。边际生产力等于生产要素增量所引起的产量的增量与每个产量的收益的乘积。

2. 经济全球化与人力资源管理发展

全球化是指组织将销售、所有权及（或者）制造活动向国外的新市场扩张这样一种趋势。组织进行海外扩张的原因有很多，扩大销售额就是其中之一。组织希望寻找能够销售的国外新型产品和服务，同时降低劳动力成本。

全球化意味着竞争加剧，技术创新，组织提供更多的高技术职位、更多的服务型职位于知识型工作。全球化的程度越高就意味着竞争越激烈，而竞争越激烈就意味着组织需要承受越多的压力——进一步降低成本，使员工更富有生产率，发现更好的、成本更低的工作方法。

随着国际资本和技术的加速涌入，我国很多产业已经"国际竞争国内化，国内竞争国际化"，一些组织同样面临全球领导者不足的现实挑战。在此现实背景下，组织必须具有全球性思维，对市场反应更迅速，注重人力资本的导向，关注质量，精简规模，精益化，围绕得到授权的团队对工作进行组织，在财务上更加谨慎，决策方式更加科学。

组织需要通过对各业务单元所构成的跨国网络中的资源流动、共同体意识和范围经济的管理来培育自身的全球性协作能力和团队精神。

在经济全球化的背景下，市场竞争日益激烈，组织期望自身的人力资源职能可以做到：更多地关注全球性问题；注重文化建设，在伦理道德上进行管理；重视员工的知识运用能力和知识转化能力；创建高绩效工作系统；采取措施帮助组织更好地管理这个充满挑战的时代；基于可信的证据构建人力资源管理实践、找到行为的合法依据；具备完成像战略管理和财务预算等这些工作所需要的专业技能。

（二）人力资源管理的未来趋势

1. 非现场管理的比重大

随着网络技术的发展，现代的无线联络、电子邮件、网络会议等的使用正成为人们日常工作联系的主要方式。同时，城市的扩大和交通的发达，使组织工作场所正由统一集中向点式分布扩大，员工居住地也越来越分散，居家办公进一步普及，在家工作正成为现代劳动就业的重要发展趋势。随着知识密集型产业的快速发展，知识型员工的人数逐渐超过从事传统制造业和服务业的人数，目标导向、绩效导向、工作以项目为核心的发展趋势日益明显。传统的劳动人事管理主要局限于员工在组织中、上班时间内的行为管理；而现代人力资源管理已经开始将影响组织绩效、员工工作绩效的一切因素考虑在内，大大拓展了人力资源管理的范围。

2. 人力资源趋向法制化

随着市场化的发展，全国范围内的人才流动不断加剧，增加组织的管理成本，影响组织的生产效率，而且可能导致客户的外流和商业机密的泄漏，使组织遭受不可估量的重大损失。所以，人才竞争越来越激烈，与此相伴，人员流动也更加频繁，劳动力市场呈季节性动荡、人才市场处于一种非严格规范的状态之中。实行劳动合同法是一个转折点。这些法律法规的实施，将加速人力资源管理法制化进程，逐步实现从动荡、无序流动到稳定、内敛的转变。法制化将改变管理的主观随意性，提升管理的科学化水平，加速中国管理包括人力资源管理与国际接轨的进程，使其逐步达到与国际通行的普遍规则相一致的程度。

3. 人力资源成本快速提高

随着组织之间的竞争特别是人才竞争的日趋激烈，一方面，需要引入人才的公司会提供更好的条件来吸引优秀人才；另一方面，公司要想方设法留住优秀员工，其留人的主要条件便是薪酬福利。这两个方面的原因都会促使组织投入更高的成本来进行薪酬福利项目的设计与执行。除了法定福利项目外，组织在公司自主福利项目的建立上也会越来越投入。这样相互攀比将使组织薪酬福利的投入越来越多，用工成本越来越高。

4. 人力资源外包逐渐成为潮流

人力资源外包应运而生。其实质是降低成本、提高效率，从而有效地适应外部环境，使组织人力资源和机构运行更精干、灵活、高效，实现组织可持续性竞争优势和战略目标。外包就是将组织的人力资源活动委托给组织外部的专业机构承担，基础性管理工作向社会化的组织管理服务网络转移，如：档案管理、社会保障、职称评定等庞杂的事务性工作、知识含量不太高的工作等，逐渐从组织内部人力资源部门转移出去，而工作分析、组织设计、招聘培训、绩效考核等具有专业性的职能则交给外部管理咨询公司。因此，为了更好地开展工作，机构和组织可以将人力资源部门中的培训职能进行分化，将人才的培训工作向社会化的专业培训机构进行转移，这类的培训机构一般由大批某方面专业素养水平较高的专家和实际工作者组成，将人力资源的培训分化到这类培训机构不仅可以降低组织和机构的管理成本，也可以从根本上提高员工的专业技能，促进组织和机构的良性发展。在发达国家和跨国组织，人力资源外包已经成为潮流。我国组织也必将顺应趋势，从自给自足过渡到更加注重分工合作。

5. 网络化管理加速发展

未来的人力资源管理将有更多的新技术应用到管理中来。新技术和新的商业模式会催生新的组织管理方式。移动互联和社交媒体等技术的广泛应用为组织管理的各个场景提供了新的沟通媒介；员工可以用更灵活的方式参与更加个性化的培训。当前，很多组织在运用新技术管理人力资源方面才刚刚起步，亟须提升人才管理的技术融合力，把新技术融入人才运营的实践中。网络化是实现有效管理和战略管理的重要手段，数据系统可以解决显性知识的收集和共享问题。

全球经济一体化加剧组织之间的竞争，组织对人力资源管理的观念产生了重大的变化，逐渐意识到为了获取独特的竞争优势，人力资源管理必须从事务性的角色转变到战略合作伙伴角色。数据处理技术在人力资源管理领域的应用及时地满足了组织的这些需求。知识经济的发展、人力资源管理信息化成为组织关注的焦点，组织通过导入人力资源管理软件系统，建立一个综合性的、功能丰富的人力资源平台，实现了组织人力资源的优化和管理的现代化。目前，加快大数据建设成为中国组织的焦点，诸如人事信息管理、薪酬福利管理、岗位管理、员工培训管理、全面绩效管理等已经纳入组织的完整人力资源管理系统之中。

6. 形成人力资源循环经济圈

当今是强调国际化和战略管理的时代。在全球化进程中，区域一体化趋势正在加强。国家在全球化背景下人力资源管理的整体趋势是在加速融合。今后的努力方向就是为了更好地发挥我国人力资源优势，进一步解放和发展生产力，统筹机关企事业单位人员管理，整合人才市场与劳动力市场，建立统一规范的人力资源市场，促进人力资源合理流动和有效配置，统筹就业和社会保障政策，建立健全从就业到养老的服务和保障体系，从而真正形成全国性人力资源管理与开发体系，促进人力资源竞争力的全区域整合。建立统一、规范的人力资源市场将打破现有的各种壁垒和障碍，包括区域和行业壁垒。区域合作将导致循环经济圈的形成，包括人力资源循环经济圈将加速形成。其实，国内许多区域已经出现了这种合作，并且有逐渐加大、增强之势。

7. 加强职业化和专业化

人力资源价值的显现和地位的提升，使人力资源管理成为一个热门行当，对人力资源管理者本身也提出了越来越高的要求。现代人力资源管理的内容已经突破了传统的封闭体系，正在不断创新。不仅人们的观念需要转变，而且人力资源管理者需要具备许多素质特征和技术手段。人力资源管理是一门最具实践性的学问，但是现实却存在着一些问题：搞管理的很多不懂理论，懂理论的基本不搞管理，理论与实践相结合的空间十分巨大。未来的人力资源管理更侧重两个方面的内容：①看重询证能力；②关注人文洞察。

优秀人力资源管理者的主要职责可用四种角色来表示：①人事管理专家，要求熟悉机构或组织的人事管理程序，了解政府有关法规政策；②业务伙伴角色，要求熟悉组织业务，参与制订业务计划，处理问题，保证业务计划得到有效执行；③领导者角色，要求发挥影响力，协调平衡组织、部门要求与员工需求之间的关系；④变革推动者角色，要求协助组织及其管理者，在人力资源及理念方案上为组织变革提供有力的支持。

第二节　医院人力资源管理的内容

一、医院人力资源管理的作用

人力资源管理的作用从根本上说，它集中地体现在医院的发展与个人的发展两个方面。

（一）推动医院的发展

1. 有助于实现与提升医院的绩效

加强人力资源的管理，是提高医院整体效能和综合竞争力的战略举措。当今时代，以知识为基础、科技为先导的医院综合实力竞争日趋激烈。从当前医院的发展来看，一个显著的特点就是人力资本正在逐步取代物力资本，成为医院发展的核心因素。而医院的人力资本，更多的是体现在医院人力资源开发、利用和管理的职能和能力，即医院形成的人力资源竞争力。因此，加强人力资源管理，营造人才优势，抢占人力资源制高点，提高医院的综合实力和核心竞争力，才能确保在日趋激烈的竞争中立于不败之地。

2. 有助于组织战略的实现

随着市场经济体制的不断完善，医院顺应潮流进一步加大人力资源的引进开发力度，走以人才为核心的高端竞争战略发展道路。医院的人力资源管理发展战略由轻程序、轻理性走向程序化、科学化，一些现代的人力资源管理理论和技术将被引入到医院的人力资源管理，逐步形成一套完全与之相适应的人力资源管理新机制，来推动员工技能的不断提高和人力资源资本增值，实现医院的高效经营和员工个人的全面发展。因此，医院只有认清人力资源管理的发展方向、面临的挑战和机遇，制定有效的人力资源发展战略措施，才能最广泛地把各类人才集聚到医疗卫生事业中来，最充分地发挥人力资源的作用，实现医院发展战略。

（二）促进员工个人的发展

1. 有助于人才培养，形成终身教育氛围

医院通过人力资源管理，为员工提供适当的工资待遇和发挥才能的舞台，坚持"重使用，更重培养"的原则，完成人才培养规划。

建立终身教育制度，不断完善医务人员自身素养，有计划地根据医疗业务的需要选派人员到医学高等院校、国内外大医院进行深造；通过制度和激励机制鼓励医院职工开展业务学习；开展继续教育、学术交流和学术研究等，优化人才队伍配置，从培训中实现人才整体优化组合，有助于医院员工个人的成长和发展。

2. 有助于提高员工的创新能力

医院只有不断地创新，才有新技术、新项目，才能不断地向前发展。通过人才资源的管理，可以加强对医院职工创新意识的培养、创新能力的开发，为他们扩大创新空间，以多种形式向他们提供更多的发明创造的自由、把研究成果转化成生产力的自由及提出创新思想的自由。把创新建立在科学的基础上，要宽容地对待创新中的失败，消除对失败的恐惧。

3. 有利于构建人才向上发展空间

在人力资源管理过程中，应构建一个较为完善的与医务人员医疗技术水平、服务质量、医德医风相联系的激励机制。满足医院职工的第一需要后，坚持物质奖励与精神奖励相结合的原则，要时时提供人才脱颖而出的机会，为人才提供上升通道，使人才在提职、晋升、加薪、深造等方面感到有希望。

二、医院人力资源管理的原理

医院人力资源管理的原理是指导医院人力资源制度建设和管理实践的思想和理论的总和。具体的原理（图2-1）如下：

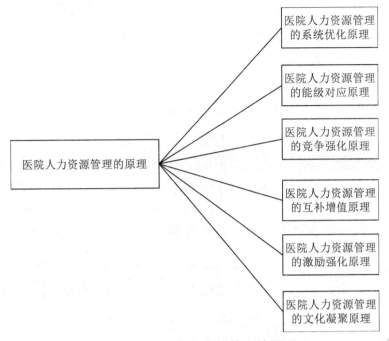

图2-1 医院人力资源管理的原理

（一）医院人力资源管理的系统优化原理

每个医院都是一个系统，其中的每一个科室、每一个管理者和每一个员工都是组织系统的要素。如果系统内各个要素合理组合，就可以发挥整体功能大于个体功能之和的优势。运用系统优化原理应遵循以下几个原则：

第一，整体性原则。要求医院管理者在管理工作中重视整体效应，各项工作要围绕着医院的整体性工作展开，局部服从整体。

第二，结构性原则。妥善处理好各部分的比例关系，保持医院的稳定性，通过对组成要素的制约，使要素的变化限制在一定的范围。

第三，层次性原则。合理设置医院人力资源的结构层次，处理好层次之间的关系，提高组织活动的效率。

第四，相关性原则。系统的各要素之间、要素与系统整体之间、系统与环境之间是相互联系、相互影响的。医院管理者在管理工作中，要注意其间的相互联系，防止孤立、片面地看问题。

（二）医院人力资源管理的能级对应原理

医院如何将人力资源和工作岗位需求科学合理地配置起来，实现人适其职、事得其人、人事两相宜的目标，就需要坚持能级对应的原则。能级对应的内容如下：

第一，设置合理的能级结构。稳定的能级结构一般是正三角形分布。

第二，能级的合理配置应体现相应的权利、责任、利益和荣誉。医院中处于高能级的一般为专家教授、各学科带头人，其所拥有的权利和所承担的责任都较大，而医院对他们的回报也应该较大。

第三，能级的对应是一个动态的过程。人的能力随着知识的增长和经验的积累而不断增强，也可能随着年龄的增长、体力和智力的减迟而下降。此外，随着科技的发展、社会的进步、人才的竞争性和流动性增强，对医院各个职位的要求也在不断地变化。因此，医院的能级对应是一个动态过程，应该经常性地适时调整"能"与"级"的对应关系。

（三）医院人力资源管理的竞争强化原理

竞争强化是指通过各种有组织的良性竞争，培养人们的进取心、毅力和魄力，使其能全面地施展才华，为组织的发展做出更大的贡献。竞争是人力资源管理的有效途径，是人尽其才、才尽其用的推进器。只有通过竞争，优胜劣汰，才能盘活人力资源存量。

（四）医院人力资源管理的互补增值原理

互补增值原理是指由于人力资源系统每个个体的多样性、差异性，因此在人力资源整体中具有能力、性格等多方面的互补性，通过互补可以发挥个体优势，并形成整体功能优化。在人力资源群体中，如果能够合理地把各有长短的个体有机地组合起来，就能形成1+1＞2的效果，达到互补增值。

人力资源群体互补内容主要包括：

第一，年龄互补。医院应当形成老、中、青年龄梯队，充分发挥各个年龄段人力资源的优势，保持组织的生机和活力，形成良好的群体的内部沟通性和整体协调性。

第二，性别互补。医院中男女性别要形成合理的比例，彼此优势互补，才能刚柔相济、相得益彰，形成和谐的气氛，促进健康，提高工作效率。

第三，知识互补。医院是一个多学科、多专业的知识群体，把掌握不同专业知识的人有机地组合起来，实现互补，促使整体知识结构全面、科学和合理，有利于思想火花的碰撞和创新意识的萌发。

第四，能力互补。一个医院的领导班子既要有懂经营、会管理的领导，也要有通专业、懂技术的专家，必须是各种人才的有机组合。

第五，气质互补。即把不同性格气质特征的人有机组合、科学配置，实现互补，从而使群体形成良好的人际关系并胜任处理各种问题的良好性格结构，这样的医院才更具有战斗力。

（五）医院人力资源管理的激励强化原理

激励强化原理是指通过激励的方式去不断强化个人的理想、信念和追求，激发人的斗志、热情和创造精神。正确贯彻激励强化的原理，应坚持三个结合：一是坚持表扬、奖励等正面激励为主，辅以必要的批评、处罚；二是精神激励和物质激励相结合，以精神激励为主；三是远期激励与近期激励相结合，以远期激励为主。

（六）医院人力资源管理的文化凝聚原理

组织文化对组织成员具有巨大的凝聚作用，同时组织文化强调个人自由全面的发展，实行自我管理、自我诊断、自我启发和自我完善，调动组织成员的积极性、主动性和创造性。

第三节　现代医院人力资源管理的思考

医院的基本任务是以医疗为中心，同时负责领导和承担地方卫生预防工作。随着我国医药卫生体制改革的不断深化和深层次变革，医院的外部环境和内部机制都发生了巨大的变化。医院实现业务调整和管理转型升级是迫切的，这对医院人力资源管理提出了更高的要求。目前，大部分医疗机构的绩效管理与人才评价脱钩，过于重视以工作量为基础进行绩效核算来调动工作积极性，而忽视了人才评价的多元性、全面性和深入性。那么，未来医院人力资源管理该如何转变，值得医院人力资源管理者进行思考。

一、调动全院积极性，绩效动态化分配

人力资源管理对组织绩效有较大影响，主要反映在人力资源管理对员工结果产生影响，而员工结果决定了员工行为，员工行为又影响组织结果，进而影响财务结果和市场结果。资金支出主要包含两个部分：一部分是各类物资成本的增加；另一部分是人力支出成本的增加。因这种工作量的下降是员工非自愿性的，此时的绩效分配降低对医务人员工作积极性影响较大。预调整绩效分配是医院首先成立各部门相关负责人参加的薪酬绩效改革委员会，建立完整的动态化考核机制，加速人才梯队的形成和医院的健康长远发展。

针对特殊时期的绩效分配可考虑临时性政策：①全成本核算的考核方式下，减免相关

医用防护和消毒用品成本，对于科室控制成本和绩效考核均十分有益；②固定成本（设备维修、水电等）适当减免或延期扣除，尤其是对于收入锐减、固定成本高的科室；③在正常奖金核算的基础上，各临床医技科室给予人均固定金额的托底；④一线临床科室（急诊、发热门诊、呼吸科等）人均托底金额提高一档，并适时给予工作量挂钩的绩效考核管理，调整和指导科室绩效，促使各科室绩效平衡；⑤由于互联网医疗的热度增加，医院还可新增对互联网诊疗适应能力的考核。总之，绩效方案是配合医院战略发展方向的一根指挥棒，持续根据医院战略发展目标的转变进行调整，是人力资源管理者所关心的核心问题。

二、重视招聘、引进与培养环节

（一）加大视频面试、在线测评、在线学习的投入力度

受重大灾害事件影响，医院招聘工作由传统的线下招聘、面试、人员培训等方式转变为视频面试、在线测评、在线学习等一系列网络线上方式。

招聘工作的效率得到了很大的提升，同时有效地节约了招聘成本。由此看来，医院应加大对现代化招聘方面的投入力度，使人力资源工作的方式发生革新性的转变。

（二）做好人员的选育留用及调配

人才的选育留用是每个医疗机构、医院管理者十分关心的问题，特别是在人才流动频繁的情况下，人才分级化培养、支持和管理战略，医疗团队组建和调配，降低管理复杂性等方面日益受到重视。医院管理者应在人员的选育用留中做好前期准备工作，根据专业性特点，处理好医、护、技、药、行政人员和后勤人员等各种岗位之间的比例关系，保证各类人员比例关系合理、职称层次结构合理，使医院人员达到群体组合的最优化，以发挥医院人才群体的最大效能。此外，医院在发展特色专科方面，应针对性地引进优质的学科带头人，以促进学科质量的提升与发展。

三、补齐短板，提升中高级医疗人才的流动性

现阶段人力资源管理应做好人才需求盘点，摸清现有人才情况，进行针对性的能力提升培训，以提高人力效能。具体应做到以下几点：

第一，特别关注中高级医疗人才的招聘和储备，无论是在人员结构方面，还是在科室建立标准方面，以利于医院发展不受限于人才短缺。

第二，根据医院发展战略制订相应的人力资源规划，明确人才需求的数量与质量；构建职业发展路径，给予员工多渠道发展空间。

第三，建立医院岗位胜任素质模型，明确各岗位的胜任能力标准，使人才培养更加具有针对性。

四、人力资源管理的自助化

医院需要提升部门价值，精细化工作流程。随着各类医疗管理软件的应用，人力资源部门对员工管理和人力资源日常事务管理的自助化需要日益凸显。目前，医院已实现通过人事业务管理系统和员工的电脑自助来进行一般业务的自助处理，如：员工每日考勤打卡、各科室考勤上报、人力资源部的日常事务性工作、定期考核、职称评审报名与材料审核、数据统计等。这大大提高了人力资源部的工作效率，进一步满足了医院管理和临床的需求。

第四节　医院人力资源管理的改进对策

医院必须建立顺应新时期时代发展的科学管理制度，下面，从管理者、岗位设置、薪资分配三个方面进行改进：

一、改进管理理念，制订科学战略规划

借鉴成功管理经验，改进管理理念，提高管理层的人力资源管理知识和战略格局。

（一）具备人力资源战略眼光，敢于创新突破

医院核心管理者往往是由技术转管理，懂技术的管理层在对医院院内感染、医疗规范、技术提升的把控上，是关键和重要的，也是必需的，但也必须增强人力资源管理理念，高度重视人力资源管理。

在增强人力资源管理理念的基础上，再讨论并制订医院人力资源战略发展规划和目标。短期与长期的规划，技术岗位和行政管理岗位的规划，人才引进的规划，人员培养的规划等全方位展开讨论，必要时可邀请专业的人力资源管理团队来院指导咨询，协助拟订一套符合医院战略规划的人力资源规划。

医院高层管理者在人力资源管理规划制订上，应仔细研究政策制度，尽量符合政策要求，若确实对医院发展有巨大帮助的，要敢于创新和突破，找到政策制度和医院发展的平衡点，这就要求医院高层管理者在强化管理意识和管理能力的同时，必须拥有改革的魄力和决心，具有前瞻性，要时刻把人才放在第一位。

（二）发挥好承上启下的关键作用

中层是医院的中坚力量，也关系到医院未来发展的走向，在方方面面都起到承上启下的作用。因此，中层除了要建立人力资源管理理念和强化管理意识外，还需要不断提升理论，扎实理论基础。

在医院高层提出相应战略希望时，要能将想法转化落地，如何实现是中层的首要任务。因此，中层自身要不断改进管理方式，研究成功的管理案例，中层之间要经常沟通，定期开展头脑风暴。专业技术岗的中层要培养基层员工树立尊重管理的态度和服从管理的意识，行政职能部门的中层要培养基层员工加强管理能力，提高管理水平；人力资源部门的中层要协助基层员工制订人力资源管理学习计划，定期在科室内部分享和讨论，模拟管理场景，开展点评等。

（三）坚持以人为本的理念，培育和谐的医院文化

医院文化是在长期医疗服务及经营过程中逐渐形成和发展的群体意识，是群体所认同和奉行的价值观。打造以人为本的理念是推进医院先进文化的前提，是医院持续发展的支柱和动力，它不仅有利于医院内涵建设，更能通过医院文化引导使员工树立正确正面的价值观，培养集体和个人的认同感和使命感，通过意识形态层面凝聚集体的力量，在组织内部不断传播正能量，推动医院和谐良性发展。

1. 营造安全舒适的医院环境，创造温馨和谐的工作氛围

在医患矛盾日益紧张的现今，保障工作环境的安全是首要的，要求医院在不影响患者就医的情况下，加强安保人力和物力，科学设计医院出入路线，增加监控安装和管理，必要时可假设入院安全检查设备，避免把与就诊无关的危险性物品带入医院，同时调整诊室内部布局，让一线工作者工作时视野开阔。

为减少避免职业暴露风险，加大医疗防疫物资投入，增加数量，提升质量，降低感染风险。

要通过调整布局，增加空间，改善布置，增设绿植，设置茶吧、书吧、健身房等休闲区域，加强保洁力度等方式，打造舒适温馨的工作环境，有利于员工身心健康，提升员工工作的幸福感。

2. 坚持以人为本的管理理念，推广积极正面的医院文化

医院作为知识型机构，员工的业绩、科研、教学、拓展等压力繁重，常处于超负荷工作状态，进而影响家庭生活。医院应该始终本着尊重、关爱、理解员工的方针，重视和关怀员工的工作情况与身心状态，绝不可一味地布置工作和给予压力，尤其是对于青年员工

要给予更多自我提升的时间和空间，他们是医院的未来，绝不可用大量工作捆绑他们的进步，要设身处地为员工的幸福感着想。

医院领导要关注员工实际工作和生活中的困难和问题，对工作遇到问题的员工给予悉心指导，对生活有困难的员工给予帮助，使员工切实感受到关怀温暖和归属感。

工会等部门应牵头开展丰富多彩的活动，如：成立摄影协会、吉他协会、羽毛球协会等兴趣协会，不定期地组织户外活动，生活、金融理财、育儿等员工感兴趣的话题讲座，通过丰富充实的活动，缓解员工工作中的压力和负面情绪，帮助员工拓宽医院内的社交圈，增进跨部门员工间的交流与沟通，促进人际关系和谐，有利于跨部门、跨岗位的理解和工作开展。

3. 保持与时俱进的文化理念，打造团结高效的员工队伍

医院文化是医院的价值观念、灵魂、组织信念与组织精神，员工是医院文化的实践者。

（1）要求医院要对文化理念保持与时俱进的意识。虽然文化理念是医院运营发展所凝练的精华，但随着社会发展，文化理念的与时俱进对医院的发展至关重要，它影响着医院的各类决策、制度建设等。

（2）医院要关注全体员工的医院文化学习吸收情况。医院要重视全体员工对本院文化的理解，通过员工培训、科室学习、资料传阅、视频观看、工作实践等各类方式，在院内大范围、多样化、循环开展，不断加深全体员工对医院文化的理解，培养对医院的热爱，培养主人翁意识和自豪感，从而让医院文化渗入每位员工的工作中，建立工作上的共同价值观，润滑员工与员工之间的协作，进一步紧密工作联系，降低沟通成本，打造团结高效的员工队伍。

二、积极推进岗位设置，优化人力资源配置

医院岗位主要分为临床、医技、护理、科研和行政后勤岗。因此，通过不断合理地设置岗位，提拔有能者，简化人才通道等方式，将会起到一定的作用。

（一）优化人员结构，开通人才"绿色通道"

1. 优化职称结构，规划人才梯队

人才的梯队建设与医院的可持续发展息息相关。对于专业技术岗，人力资源部门要牵头开展人才梯队规划，通过组织院领导、专家委员会评估医院未来不同阶段的发展方向，科学、严谨地进行人才梯队的规划，让医院的人才接力棒能够延续。

在职称评定方面，一是要合理区分各专科和研究方向的差异，以及各团队的人员数量，再对不同级别的职称分布进行测算；二是医院层面的综合比例测算，而是不同团队之间的配额差异测算；三是团队内部比例范围测算，以推动职称分布的合理化、科学化发展，提高中层和基层员工的积极性。

2. 开通人才"绿色通道"

医院作为技术型机构，掌握技术的是人，专业技术岗位员工的技术水平一定程度反映了一所医院的核心竞争力。因此，对于高层次专业人才和普通专业技术人才在院内政策上要进行区分，对高层次人才要少设限，设立入职"绿色通道"[①]。对于如院士、国家级/省部级项目/国家自然基金负责人、发达国家医疗机构正高职称、学术影响力价值满足对应层次分值等高层次人才，可作为学科带头人引进，对其团队进行人员配置，通过高层次人才的引进，发挥虹吸效应，吸引更多人才的加入。为人才的落地提供简化和"一条龙"服务，通过"绿色通道"对职称、博导、硕导等级别进行直接认定，在所在地对人才的福利政策基础上，医院给予一定的补充福利，对人才安家、配偶工作、子女就学等问题给予妥善解决，让人才无后顾之忧，安心工作。

（二）择优竞聘，制定职级制度

1. 制定医院干部选拔制度

医院的中层和骨干对医院起着承上启下的关键作用，因此干部选拔标准和流程十分重要。在新时期干部年轻化的背景和趋势下，医院在干部选拔上，要坚持人人平等竞争，对特别优秀的，在个别指标不符合条件的情况下，可以研究破格方案，如：要求晋升后一定时间内达标等，不拘泥于刻板的标准，让真正想干事、能干事、会干事的人有机会去展示才华，为医院发展出力。

医院为了使选拔出来的人才都是货真价实，人力资源部门需要牵头制定全方位且严谨周密的选拔机制，除了常见的如资格审查、笔试、面试、审核等流程外，可以加入部门内外的同事解、直属和非直属领导评价等各种方式做到360度评估，面试时还可模拟真实场景以提供解决方案、组建临时团队完成制定任务等多元化的方式，做到客观、真实、准确。

2. 制定医院职级制度

医院员工往往只能通过职称和职务得到晋升，晋升途径单一、晋升空间狭小，使得

---

① 绿色通道服务，是指地区为高层次人才在本地创新创业提供的出入境和居留、户籍、住房、配偶随迁、子女入学、编制、职称、岗位、薪酬等优惠政策和便利服务。

大部分员工能力有余，晋升遥遥无期，于是便会积极性受挫，甚至导致有能力的年轻人放弃努力改为混日子。对于因为晋升的客观原因而使得部分有能力、优秀的员工无法获得晋升，则需要通过职级制度进行补充。因此，医院要高度重视职员职级制度的推行，科学严谨地研究方案，在职级制度中设置通过努力工作和自我提升可以实现且能对努力成果进行量化的关卡，帮助员工明确在医院的个人职业规划，明确努力的方向，将职级和薪资、绩效、晋升机会等挂钩。在制度推进过程中还要秉承公平、公正、公开的原则。

三、薪酬差异化分配

医院薪资分配制度是提高员工积极性的直接方法，而薪酬是其中最直接有效的方式。医院的薪酬制度应以岗位和绩效为导向，在遵循公平的原则上，按工作量为基础进行分配。下面根据不同岗位的属性，提出了针对性的薪酬模式（图2-2）。

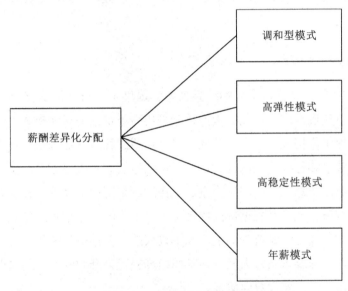

图2-2　薪酬差异化分配

（一）调和型模式

专业技术岗是医院效益的核心，影响着医院的整体运行水准。针对医护人员工作特殊性，采用调和型薪酬模式，即薪酬水平与医院效益挂钩的相关程度根据岗位职责的不同而有所变化。薪酬按照岗位职责的不同，月工资由占比不同的基本工资和绩效工资两部分组成，基本工资占据相当比例，将绩效工资与工作表现、工作量挂钩。这种薪酬模式兼具激励性和稳定性。

就绩效工资比例而言，为了尊重知识、体现价值，医师岗一般大于护理岗，一线一般大于二线，以求强化和区别核心业务岗位内的激励。针对专业技术岗，除了对绩效工资进行按劳分配为原则之外，另外还要根据劳动价值、工作强度、工作责任等具体设定薪酬，通过薪酬激励体现对技术价值的尊重，尤其是特殊班种、高风险班种的补贴，如：夜班、急诊等，以体现其劳动价值。

（二）高弹性模式

医院的辅助技术岗如特殊检查、医辅等，相较于医生、护士等其他专业技术岗而言，职业发展的路线选择性相对较小。由于职业发展空间有限，且工作的重复性强，容易造成医技人员对工作缺乏主观能动性。因此，高弹性的薪酬模式就适用于这类员工。高弹性薪酬模式即薪酬水平与员工的工作数量和质量相关。

薪酬按照基本工资和具体工作量组合而成，基本工资占比小，提高工作量的绩效提取比例，这种模式更着重强调工作数量和质量，即检查数量和诊断准确性。高弹性薪酬模式可以充分激发辅助技术岗员工的主观能动性与工作积极性，同时降低临床诊疗失误率，提高检查数量和效率。

（三）高稳定性模式

行政管理部门为医院整体运行和后勤保障，提供了不可或缺的支持。由于行政管理岗的工作业绩难以实现客观的量化，因而适合采用高稳定性的薪酬模式，这种模式的薪酬由基本工资和绩效工资构成，其中，绩效工资可参照医院当月业务量，计算平均绩效后所得。将医院的业务量和行政管理岗挂钩，可以增强他们为其他业务部门、为患者的服务意识，增强归属感和团队意识。但因工作量、工作质量和工作态度等存在动态差异，应授权部门负责人一定权限，允许其根据部门内部员工每个月的工作量和工作表现，在对绩效奖金进行二次分配时，拥有一定范围的上浮和下调权限，上浮或下调的部分，可在部门其他成员之间合理分配，并要求负责人及时在部门内部进行公开和附上解释说明，帮助绩效奖金二次分配的客观公正，实现双向监督。

（四）年薪模式

人才是医院的核心竞争力。对于高层次人才，首先要有人才层次的依据，这就要求医院拥有一套完善的高层次人才评价标准，论证评定后对标到相应人才层次。

根据各层次的人才待遇标准作为参考基准，在规定范围内上下浮动，给予年薪制待遇。因年薪制一般针对高层次人才，往往倾向于高薪，薪资由基本工资和绩效工资组成，其中，绩效工资与聘期内的业绩完成情况紧密相关，超出要求部分的业绩，根据医院的奖励办法另外计算，上不封顶。这种薪酬模式能充分发挥高层次人才的业绩产出，以达标作为基础，以超额、超质完成为目标，鼓励人才业绩的高效高质产出。这种薪酬模式兼具激励性和稳定性。

第三章　医院人力资源岗位配置与薪酬管理

第一节　医院岗位管理

岗位管理是通过对每一个岗位的分析、设计等，来进行人员的培训、考核、激励机制的一个过程。在合适的岗位配置、合适的员工、实现员工和岗位、员工和员工之间的有效配合，将人力资源的优势发挥到最大化，从而为提高工作效率打好基础。

一、医院岗位管理的内容

岗位管理的标准、评价、调整、落实等都是岗位管理的主要内容，下面就从这四个内容来进行详细的阐述。

第一，岗位管理的标准。每一个医院的岗位管理标准都是结合医院的性质、发展战略等因素设定出来的。具体的标准包括员工的潜能、经验、知识等。

第二，岗位管理的定级评价、也就是任职评价。医院对于每一个岗位的员工都要进行一次能力的评价，这也是检验员工实际能力和岗位需求是否一致的过程，通过岗位技能、员工素质等多方面的评价可以得出相应的结果，从而可以看出员工的实际技能和岗位需求标准的差距，对进行下一步的人员培训、升职等都具有借鉴性的意义。

第三，岗位的调整和管理。医院的领导层可以根据任职评价的结果，进行相关岗位标准的调整，并开发出一系列的岗位等级表、职能规划表等，来实现岗位员工的整体调整和未来的规划。

第四，岗位管理的落实和反馈。医院根据员工的任职评价结果来对员工进行岗位的相应调整，员工的留、提、用等都是根据任职评价结果来决定的。

二、医院岗位管理的设计流程

为了员工的成长和发展，医院对员工进行岗位设计、分析、评价等管理，让每一个员工都明白自己的职责，为员工的绩效考核提供科学的依据。

（一）医院岗位的分析

对每一个工作岗位进行合理的分析，是确保完成每一项工作任务的前提。岗位所需的专业技能、岗位职责等都是岗位分析的范畴。医院领导层通过对每一个岗位收集的数据进行合理的分析后，对于实际工作中如何进行设备的操作、工作的分配、程序、考核的标准等进行一个合理的安排和规划。明确每一个员工工作中的任务、工作方法等，再通过收集的数据和信息进一步来确定完成工作任务所需专业技能、职业素质等因素。

建立关键岗位的岗位说明书是医院进行岗位分析的一个核心部分。医院关键岗位制定的标准是：对医院生产经营起到关键作用或者重要的辅助作用、对医院的效益有直接的影响、关键岗位在任何时候都不会被其他岗位所替代、关键岗位的专业性强、岗位职责重大等。岗位说明书的主要内容包括：岗位基本情况进行描述、阐明设置岗位的主要目的、规定岗位的主要职责、明确岗位的任职条件等。总的来说，岗位说明书的重点是将岗位职责明确、任职条件明确。

（二）医院岗位的设计

岗位设计也就是工作设计，是医院根据医院发展的需求，同时结合员工自身的需求，来规定岗位职责的一个过程。岗位设计是工作内容、工作条件、薪资报酬等各个方面的一个结合，它主要的目的是为满足员工和医院发展的需求。在实际的岗位设计中，医院如何向员工分配工作任务和职责，是岗位设计中面临的主要问题，一个合理的岗位设计对于提高员工积极性、提高工作效率等都具有重要的作用。

"随着医院人事制度改革的不断推进，岗位设置在人力资源中的重要作用逐渐突显。"[1]岗位设置是赋予每一个岗位相对应职能的一个过程，在管理学理论、行业特点、医院生产工艺流程等因素的作用下来进行科学的岗位设置。这样才可以最大限度地体现出一个医院的经营理念和医院内部的管理水平，才可以反映出医院每一个部门工作人员的职业素质和专业技能水平。

岗位设计是依据员工工作中承担的责任和压力来进行设置的。在实际的岗位职责设计中，要避免由于岗位职责设计不合适而引起员工工作效率降低、抱怨抵触等现象。

在实际的工作方法设计中，领导对下级要求的工作模式、部门要求的工作模式、员工自身的工作模式等都是工作方法设计的一个范畴。在实际的工作方法设计中，一定要做到工作方法多样性、灵活性，根据不同的工作岗位来制定不同的工作方法。

（三）医院岗位的评价

职位薪酬是医院中的基本薪酬，职位薪酬是职位价值的一个体现，在一个医院中，因

---

① 吴熙. 岗位设置, 在医院管理中的导向作用 [J]. 人力资源, 2022, 511 (10)：36.

为每一个职位对于医院的贡献是不同的。因此，不同的职位具有不同的职位薪酬。岗位评价只有通过这种科学的评价体系，才可以对医院中每一个职位的价值进行合理的评估，然后根据人力资源市场的薪资标准、结合医院经营情况等来制定出每一个岗位的等级和基础薪酬标准。

在进行岗位评价的过程中，要注意以下问题：树立标杆岗位是进行岗位评价的核心，要成功地进行标杆岗位的设立就要让医院的第一领导重视，选取医院各部门专家组。对于每一个岗位的评价，都要保持评价的一致性，只有这样才可以对岗位的价值进行科学的判断，才可以对专家的评价结果进行有效的整合和统一，对于岗位评价系统的设计和评价的过程要进行严格的控制，最大限度地体现评价结果的权威性。

三、医院岗位管理的优化措施

第一，树立正确的人力资源理念。树立正确的人力资源理念是基础，需要把握的内容包括：①在医院中人力资源占据着重要的地位，所拥有的其他资源都应该在人力资源的带领下实施。②知识经济时代，竞争的关键在于人才的竞争，同时也是一个人才主权的时代，即人才有选择工作的自主权和决定权。因此，医院要从人才的利益出发，尊重人才，吸纳人才，通过自己的真诚来赢得人才的信任和支持。③高素质且优秀的人才为医院创造的价值远远大于自己所获得的报酬。因此，这样的人才才是医院最渴望的。

第二，建立健全的绩效考核制度。在对医院岗位进行管理的时候，要把绩效考核作为重要的参考依据。一般而言，绩效考核就是在医院经营管理目标的基础上，通过制定系统且规范的方法对员工在实际工作中的工作能力、工作态度等进行的合理评价，同时使这些人力资源管理利于实现医院经营目标。

通过建立科学、公正、公开的绩效考核制度，对职工进行客观、公正的绩效评价，强化了医院的竞争机制，在人才、学科、科研等方面奖优罚劣，强化了职工的经营意识，增收节支，减负增效。同时加强了内涵建设，增加医院在特色专科、科技水平、拔尖人才、优质服务等方面的发展，促进效益不断提高，并且部门目标、个人目标和医院的经营战略目标得到了高度统一。

第三，建立健全公平公正的薪酬制度。建立起公平公正的薪酬制度就是指科学地制定薪酬制度、绩效考核等，从而真正体现出按劳分配的原则。在分配薪酬的同时要结合员工的工作态度、工作业绩及工作能力，这样就会使薪酬制度在内部具有公平性，在外部具有竞争性，还可以充分调动广大员工工作的积极性。

第四，建立公平的用人制度。在聘用人才的时候，要坚持公开、公平和公正的原则，不仅要从内部选拔人才，还要敢于向社会公开招聘。在内部选拔人才的时候，既要重视人才的能力，又要看重人才的基本素质、发展潜力。在向社会公开招聘的时候，要敢于打破行业和地区的界限，增加透明度，真正地实现选拔人才的公平和公正。

第二节 医院人力资源调配优化对策

一、医院人力资源配置政策的主要特点

（一）建立了人事管理制度

与其他事业单位相同，医院具有天然的非盈利性，医院是对专业技术要求严格的机构，在组织招聘时要从技术、职业道德两个方面入手向人才提出严格要求。医院在长期招聘中已经积累了丰富的经验，突显了聘用制的重要性，也同时发挥出人事代理、派遣等编外用工形式的作用，在人员上岗方面遵循双向选择的原则，再加上竞争机制的全面推行，用人模式固化的问题得到了些许解决。在招聘环节，医院拥有政策流程限定下的部分自主权，通常情况下能够获取普通岗位的人力资源。

（二）人才评价与使用机制与行业的发展情况保持一致

为了体现出卫生领域专业技术人才的价值，也是为了更加顺利、高效地组织评聘工作，原国家卫生部与人事部联合颁发了多份文件，在这些政策文件的引领下，我国医疗卫生领域实现了评聘分开，开创了以考代评的良好格局，能按合理的步骤组织初中级专业技术资格评审，高级职称评审也设定了合理标准。为了增强医改的有效性，很多医院在绩效考核方面突显了服务数量、质量的重要性，收入与绩效考核相联系，一定程度上提升患者满意度。

二、医院人力资源配置的优化策略

在我国当前环境下，医院是整个医疗卫生服务体系的重要主体，医院需要把医疗福利及时提供给广大群众，是我国公众享受医疗保障的重要途径。医院借助于其平台提供给社会的医疗服务，涉及健康教育、危急重症、疾病预防、保健康复等，力求能让覆盖区域内的医疗服务需求得到满足。

结合新公共服务理论对医院的职能进行分析，公共服务能力是最基本的方面，这样的职能定位意味着医院在所有业务推进之中必须把患者置于核心位置，行政层面也必须以此为导向对人力资源配置、管理模式等进行决策。现以样本医院为例，结合暴露的问题提出合理的应对之策。

（一）更新人力资源配置的观念

1. 积极主动适应新时期的需要

医药体制改革在国家的重视下轰轰烈烈地开展着，加快了改革的推动速度，整个医疗市场逐渐开创了良好的竞争格局，医院对高级人才的需求量不断增加。为了更好地适应时代发展，也是为了实现医疗卫生事业的可持续发展，医院一定要积极进行探究，增强环境适应能力。

（1）医药体制改革推进之中，医院要主动配合，争取能更好地满足改革所需。在新的发展形势下，城镇职工基本医疗保障制度在我国已经得到了推广，此项制度的稳健性得以增强，但医院在运营中会受到改革的影响，尤其是体制配套改革、药品流通等，这就要求医院应实施大刀阔斧的改革，要主动调整管理机制与模式，争取能更好地促进医疗机构的发展。

（2）知识经济时代到来之后，医疗卫生领域对知识的渴求达到了前所未有的程度，知识被提升到更高的层次之中，本身医院就属于知识密集单位，在发展中要争取到更多数量的知识型人才，必定要在知识经济时代进行积极的自我调整。在我国医疗卫生领域的发展中，知识经济的价值逐步得到了显现，但知识经济的实现，需要增加知识储备量，也要增强治理能力。在这样的时代中，各大医院都在抢夺行业领域的精英人才，如果能在人力资源方面取胜，医院就能在多个方面取得成功。为此，所有医院都要审时度势，要在知识经济时代之下进行改革，对人力资源进行规划，增强各个科室的科研能力、提升所有人的专业素质。

2. 树立正确的医院用人观

医院的发展中，人力资源开发是核心环节，在管理人力资源过程中，分管领导的管理理念是重要的影响因素。在选人与用人方面，要尽量做到公平也要形成竞争，为更多人提供发展的机会，绩效考核机制要充分体现出公开与平等，要同时发挥出激励与约束两大机制的作用，更好地开发医院的人力资源。

（1）人才选取方案在制订时，要把择优、平等、公正等理念渗透其中，这是人力资源管理必须要做到的一点。在这方面，最先要考虑的就是选人。在新的发展形势下，医院要及时将选人用人中的不当做法摒弃，在选拔人才方面要择优，不断拓宽选人的范围，要向社会招募人才，及时把合理的选人标准进行公开，在院内与社会两种招聘活动开展中要设定统一的标准，绝不能在标准上有"因人而异"的做法，体现出选人用人的平等性。在选择岗位人员时，要在同一个岗位中的竞聘者中形成良性竞争，通过优胜劣汰的方式把优秀人才挑选出来。在这一环节中，要牢记选人与用人原则，争取拥有真正优秀的高端人才。

（2）形成完善的绩效考核机制，增强这一制度的合理性、透明性。绩效考核不能只是拟订方案，对此项工作的重视也不只是通过文件、口号等来体现，而要对本院工作人员的工作情况做出客观评价，要通过薪酬、职务晋升等方面体现出绩效考核的重要性。为此，在绩效考核执行过程中必须要体现出公正、公平。绩效考核办法的实施，目的就是要敦促员工不断提高工作质量，不仅能圆满地完成医院安排的工作任务，也能增强个人能力，让个人与医院的价值能同时得到提升。绩效考核机制在制定过程中要体现出较强的可执行性，避免条款过于晦涩不易于理解和落实。同时，绩效考核也要体现出较强的引领性，要同时服务于医院的短期与长期发展目标，要让个人与科室两类目标都能实现，强化每个岗位的责任，让员工的晋升、工资等都与绩效考核保持紧密联系。

（3）对绩效激励机制进行调整，要符合当代人力资源管理的发展趋势，有效的激励机制能让员工的潜能得到有效挖掘，物质与精神激励是两种重要的激励形式。医院要在人力资源管理方面进行改革，同时采用两种激励方式，让激励的作用能真正得以体现，最大限度地发挥出作用。

（二）改革人力资源配置的结构

1. 改革医院的组织架构

医院的组织架构，可以看出其具有明显的直线职能特征，各个岗位的人员在这样的组织架构之中极易出现配比不合理的情况，不利于医疗服务水平的提升。结合现阶段的发展形势，建议医院管理者对其他医院的优秀组织架构进行分析，结合自己的具体情况，对组织架构进行调整，以便于在激烈的竞争中能够形成独有的优势。

对现有的组织架构进行调整，须及时摒弃陈旧模式，将其调整成与组织事业部制度较为相似的模式，以突出如下优势为目标：

（1）充分发挥人员的主观能动性，组织框架中，严格实行定编定岗，而这就对员工创造力的发挥天然进行了限制，在新的组织结构中，要强调每个岗位的独特性与不可替代性，以激发职工在实践中的创造热情。

（2）强调核心意识，每个员工都有着基于自身出发的个人诉求，有时甚至是与组织目标相悖的，医院要协调好不同岗位、不同部门之间人员的利益关系，统一思想，形成精神层面的大局观念。

（3）构建信息传递流程，院内科室不同层级医技人员之间的沟通不可能绝对畅通，对业务信息掌握不对称是一种普遍现象，新的架构必须有一套信息的横向流动性的机制，各级岗位都要被覆盖到，避免出现信息孤岛。

（4）行政管理有着精细化的趋势，但是行政管理部门不是越多越好，行政权力越分散，政令推行越困难，落实效率越难以保证，所以要科学设计管理部门，立足实际地分配其各自职权。

2. 合理配置医院各类员工

向社会提供良好的医疗服务，这是医院的主要职能，在人力资源配置方面，要把医护人员的配置作为重中之重，充分发挥此类人员的价值。在具体实践中，员工总人数之中最少要有30%的部分为医生，而护理人员的占比则要保证达到45%。护理工作质量如何将对医院口碑产生直接影响，因为护理工作贯穿于临床诊疗的各个层面，如果不对护理人力资源加以重视，甚至会影响到医院的经济和社会效益。因此，要把护士比例调整到合理范围之内，为行政科室工作的开展、医院可持续发展产生积极影响。行政科室也要极力提高工作效率，要达到小而精的效果，行政与后勤人员数量不宜过多，通常不超过员工队伍的10%。

（三）构建人力资源配置的框架

在新形势之下，医院希望能实现可持续发展，要把短期与长期发展目标进行整合，制定一系列配套管理制度，例如，人才培养计划要具有长期性的特征，要增强人才梯队的完善性，使医院能拥有更为充足的后备人才，在多个方面实现发展。

1. 加强医院组织领导，提升医院领导能力

医院科室众多，每个科室的职能有所不同，例如，后勤、诊疗、科研等。结合医院为自身制订的长远发展规划，要为各个科室的建设确定合理的目标，积极调整人力资源，引入能对科室、对医院发展带来积极影响的高端技术人才，在他们的带动下实现医院技术水平的提升，让科研工作能取得良好成效，让人才队伍得到有效建设，为医院发展注入新动能。在引进人才的过程中，要考虑到医院当前的实力与水平，尤其要把培养医疗技术人才当成重点，在选拔与培养人才方面都要做到"择优"，不仅要重视人才引进，更要让现有人力资源被盘活，增强人才的主观能动性。

2. 加强医院特色专科建设

每个医院都有自己的特色专科，这类学科在区域内拥有着无与伦比的影响力，院方高层要将其当成建设重点：对于一些掌握了前沿技术、有进取精神的专家，将他们确定为学科带头人。对特色项目的发展提供支持，拟订完善的人才培养计划，为员工才华的展现搭建广阔的平台，细致地把科室划分为不同的类型，尤其是能促进科室发展的人才更应该为其提供支持，例如，资金、进修学习机会等，确保所有学科带头人都能独立承担科研课题方面的研究责任，提升自身业务水平。

3. 重视医院技术创新，提高医疗服务水平

内部人才不是一天培养出来的，青年人才的成长离不开医院这个大平台的支持，很多青年毕业生之所以选择大型医院这个平台，就是为了能够在行业内获得更广阔的平台，院方要充分给予这类人才以机会，使之能不断发展自身的技术实力，积极参与学术交流活动，学习与引进新技术，用创新的理念来增强整个医院的医疗技术软实力，满足特需医疗服务，从而在各类服务对象中都能有好的口碑。

4. 重视医院的人才梯队建设

院科两级重视维持相对健康的职称比例，保证学科和行政部门的可持续发展。同时，医务处做好医务人员对外交流的激励制度及规划方案，鼓励青年医护人员拥有自己的技术专长，在科室中建立自身地位，一方面拓展了科室的业务范围；另一方面，也让各个科室与岗位的员工都能在专业发展方面体现出自我价值，围绕继续教育、培训等形成合理的考核制度，制定完善的登记管理制度。

5. 建立良好的文化环境

在良好的医院文化之中，每个人都能受到感染，这也是正确人力资源观发展的沃土。所以，医院在文化环境建设中要同时采用多种方法。首先，就是硬件设备要达标，要为各个岗位、各个科室的员工高效工作提供有利条件；其次，是生活方面，员工在子女教育、照顾老人、个人住房等方面都面临着困难，医院要珍惜每一位员工，把他们当成宝贵财富，为员工解决生活困难，避免他们带着负担投入工作之中；最后，是医德水平的提升，爱岗敬业、无私奉献，这是社会向所有医务人员提出的要求，每个医院的职员都不能忘记当初自己的承诺，深入学习专业知识、努力提升专业水平，体现出这份职业的神圣，获得强烈的满足感。

第三节　医院编外人员人力资源管理

编制是指组织机构的设置及其人员数量的定额和职务的分配，由财政拨款的编制数额由各级机构编制部门制定，财政部门据此拨款。通常分为行政编制、事业编制、工勤编制、员额编制以及国企编制。医院编外人员是指医院实际用工人数超过核定的编制人数后产生的编外人员的用工人员，也可以理解为相对于正式医务工作人员而言的非正式员工。"编外人员的增加缓解了医院人力资源不足的压力，确保了医院日常运行。"[①]因此，医

---

① 王永新 . 公立医院编外人员管理问题及思考——以郑州市为例 [J]. 行政科学论坛，2021，8（12）：11.

院编外人员人力资源管理的加强对策如下：

一、转变管理理念，提升组织管理能力

（一）转变理念，以人为本，构建"心理契约"

医院与编外人员建立心理契约不仅有利于医院人力资源的管理，而且对医院核心竞争力的提升大有裨益，它是一种员工个人目标与医院发展目标相融合的实现途径。编外人员对医院所期望得到的回报并非只有经济契约所规定的内容那样简单，编外人员在医务工作中所经历的环境、所受到的待遇都会直接影响他们的心理建设，这些都是决定着心理契约是否构建成功的重要因素。管理者对于编外人员的隐性需要认知较难，这时候就需要医院从新的管理视角去探究编外人员的隐性需要，为编外人员与医院心理契约的构建提供新途径。

心理契约包含着医院与员工之间未公开说明的相互期望，作为重要的心理纽带影响着员工在医务工作中的态度和行为。员工的集体意识和服务精神不是只靠经济契约就能实现的，而这两点对医院的发展极其重要，所以医院重视占有较高比例编外人员的心理契约是人力资源管理中的重要内容。

医院管理者可以让编外人员充分参与到医院的管理建设中去，编外人员在参与的过程中集众人之智提出许多管理意见，管理者选择有价值的建议吸收采纳，使得编外人员在参与过程中维护自身的心理契约，消除与医院的隔阂感，医院也能够寻找到更多管理思路和灵感。编外人员一旦对医院形成契约精神，就会产生一种自我约束力和责任感，他们的积极乐观、认真务实、甘于奉献等美好品质也会感染身边的每一个人，他们会积极主动地关心医院的长远发展，愿意在工作中努力拼搏、施展才华，强烈的归属感和认同感会让他们把自身的发展与医院的前景结合起来。因此，编外人员的职业精神与医院的未来是紧密相连的。医院管理者与编外人员实时沟通，了解他们在工作中所遇到的困难和问题以实现契约内容的持续调整，只有保持彼此期望的一致性和目标的统一性，才能形成长期稳定的契约关系。

（二）完善编外人员人力资源管理体系

第一，让管理者回归管理本身，不要囿于事务性工作，必要时要提升管理人员的专业性。管理者的工作是让下属达到他们的目标，并提供必要的指导和支持以确保各自的目标与群体或组织的目标相一致。所以医院在人力资源管理上，必须要增加专业的管理人员，或者提供专业的管理培训，以达到能指导、支持编外人员人力资源的水平。

第二，完善编外人员人力资源管理体系，医院人力资源的计划和配备是完成医院目标的基础，根据目前医院的组织架构和计划决定了人才储备的数量和类型。清晰、完善的编外人员人力资源管理体系有助于在每一个阶段为医院组织目标的实现提供人力资源保障。从编外人员的年龄、职称、学历、未来职业发展规划等来说，必须明确每个岗位的职责和任职条件，以便选择出与岗位更配适的人才，有助于提升医院的服务能力、医技水平等软实力，同时清晰的目标对于编外人员也是一种激励。

二、建立健全编外人员的职业保障制度

强调法治化是公共部门人力资源管理的重要理念，医院编外人员要得到和在编人员同等的保险待遇，必须在立法上得到真正的实现。因此，应该尽快完善相关的法律法规，明确事业单位编外人员保险制度的实施规定和办法，对违反相关规定的事业单位给予处罚，保障法律法规在严格的执法和监管力度下落到实处。

管理者为编外人员提供相关职业保障，能满足编外人员安全感的需求，只有提供强有力的安全，员工才会不断提升工作积极性和效率。在医院中同等岗位因身份不同而实行不同的养老保险制度产生的不公正现象，建议出台相应的规章制度，确保事业单位工作人员实行一种保险制度，缴纳与在编人员同等的养老保险和职业年金，统一的养老保险可以使编外人员在退休后与同等级的在编人员享受相同的养老待遇，这是实现同工同酬十分重要的一点。但就目前情况来看，医院管理层并没有对相关条例落实到位，而相关卫生监管部门对此类现象并没有做出相应干预和处罚，进而导致医院在编外人员人力资源管理上的问题日益突出。

编外人员从进入医院开始，就与劳务派遣医院签订了劳动合同。医院中职位的晋升必须控制在编制内的岗位职数，建议效仿医院管理，改变体制机制臃肿问题，编内编外人员统一聘用制，让所有人能进也能出，所有干部能上也能下，工资能升也能降，进一步释放组织活力。

三、拓宽编外人员激励途径，完善绩效考核制度

（一）建立编外人员的公平激励机制

医院应当出台相应政策在一定程度上提高编外人员的薪酬待遇，达到与同等条件下的编内职工收入水平，薪资的标准应该根据国家政策和市场变化做出调整，充分适应经济社会的发展变化，对医院编外人员进行岗位分析，薪酬的增幅具体到每一个岗位中去，落实到实处。

为了激发他们的工作热情，应当制定合理的、公平的薪酬分配体系，以及相应的奖励措施，创造公平的竞争环境，给予那些工作努力、踏实肯干、业绩突出的编外人员员工相应的薪酬奖励，建立完整的绩效评估，从而将工作认真和不认真、业绩显著和无业绩的员工区分开来，而不是以身份来区别对待。同时，要引入竞争的激励机制，建立平等、公开、竞争、择优的选人用人管理机制，有利于提高编外人员员工的工作积极性，提高工作效率。

（二）建立编外人员的竞争激励机制

编外人员工作年限有长有短，所以如果按照编外人员劳动年限划分薪酬增长方式，对医院中的老员工无疑是一种很好的奖励手段。此外，职位的内部晋升也是激励的方式之一，不仅能够得到更多的薪资收入，增加了编外人员职工的安全感，同时也带来成就感。因此，当医院中出现职位空缺，有合适的编外人员满足晋升条件，可以从中挑出一个最佳编外人员员工的人选替补空缺，或者在正式晋升以前，培养几名后备人选，经过一段时间的考察，在合格人选中对表现最佳的人员给予职位的晋升。这种方式提高了员工之间的竞争意识，开拓了公平的晋升模式，对激励员工的积极性有很好的正面作用。

如果员工建立了与组织责任共担、荣损一致的全局意识，无疑会给组织带来巨大的益处。让员工认识到自己的努力是可以获得肯定的，自身的价值可以在职业中得到证明，建立出的"心理契约"可以在工作中的方方面面得到体现，为员工和医院带来无限益处。

（三）建立编外人员的目标激励机制

医院也可以采取目标制定的方式拓宽激励途径，与编外人员一起设置切实可行的短期目标、长期目标等，这些目标应将个人的发展规划与医院的发展方向巧妙结合。让编外人员在岗位上有主人翁的意识，树立责任感，充分发挥主观能动性，不断激励自我工作潜能。每一个编外人员都参与自己拟定的目标，不再是被指挥者，而是掌握自己命运的主人翁，这样一来，他们就会在工作中充满热情。医院要对编外人员予以充分的尊重，编外人员员工也要尽心尽力为医院的发展贡献力量，在个人的进步和医院的发展中实现双赢。

此外，择优转编既是一种激励编外人员努力进取的方式，也是一种考核手段。

（四）完善绩效考核制度

建立完善有效的绩效考核体系，从而提高医院编外人员人力资源管理效率。良好的评价考核体系为人事部门提供人力资源规划的依据，同时可以反馈编外人员在满意度与自我实现方面的需求和信息，鼓励他们自我激励。

第一，科学合理的绩效考核制度是医院实行考核的先决条件，而科学完善的绩效管理是确保考核制度顺利实施的重要保障，严谨的考核管理制度也使得考核结果更加公平、公正。专业化的管理人才对于完善的绩效考核制度的制定不可或缺，一种方式是从现有医务工作者中挖掘，寻找是否有具备这方面能力的人才；另一种方式是从外引进具有相关管理经验的人才。

第二，对编外人员绩效考核的制定要区分出不同岗位和不同的工作性质，注重考核的针对性和实效性，而非"一锅端"的形式化考核标准。健全编外人员岗位责任制，考核结果要将职责和权利充分结合，以便得出更加科学合理的考核结果。所选择的量化指标要根据行政管理和临床医技的差别而具体分析，考核要素要把技术、责任、权利等要素共同纳入进去，建立合理的岗位绩效体系，做好医院全体人员的思想认知变革工作。医院需要不断完善绩效考核制度，将科室管理者意见、科室民意调查、患者满意度以及个人评述等内容纳入考核项目中，从而得出一个较为全面公正的考核结果，然后以恰当的形式将考核结果公布给编外人员员工。

第三，医院的绩效考核不仅要进行跨学科、跨领域的尝试，还要创建能够进行沟通、反馈、申诉的管理监督机制，在医院管理层和相关执行部门的监督下，能够较为有效地保证考核过程的公平性和编外人员对结果的认可度。除此之外，还应该考虑编外人员特点的多样性以及素质的差异性，由于绩效考核结果与员工的薪酬奖励直接挂钩，关系到个人利益以及工作态度和积极性的问题，所以医院外部绩效考核也不能忽略。医院完善的绩效考核管理体系是对编外人员职工发出团队接纳的信息与组织认可，有利于提升编外人员员工归属与友爱的需求。当考核结果得到公平公正的反馈，便能激发编外人员的积极性，有利于提升医院的综合竞争力。

四、完善编外人员的考核与目标管理

医院的综合实力，归根结底还是体现在医务人员技术水平上。因此，医院要达到省内著名、国内知名、辐射周边东南亚国家的综合性医院的目标，就要从人员的目标管理入手，把个人目标与组织目标相结合，设置一条清晰可靠的上升路线。

（一）完善编外人员的培训

医院为了更好地发展，就必须坚持不懈地加大对人员的培训。培训包括新员工入职培训及之后的日常培训。新公共管理理论认为，成员的充分开发和定期培训是公共部门人力资源管理需要高度重视的工作，医院员工需要终生学习才能适应知识和技术的更迭，否则会被淘汰出局。

考虑医院的要求，医院需要构建完善的人才培训体系，建立学习型组织。将培训作为编外人员目标管理的一部分，培养员工的专业知识及职业技能。医院的发展需要各个部门同心协力、相互配合，无论是在编人员还是编外人员都是医院的一分子，享有着同样的接受教育培训的权利，医院应设置竞争机制，做到公平、平等、竞争、择优，给予优秀的编外人员员工相应鼓励和奖励。

医院应加大编外人员专业技术人员的业务知识培训力度，通过技能培训、在职教育、知识进修等方式促进编外人员整体知识技能的提升。同时编外人员的学习和培训不能仅仅局限于基础的技能和知识，管理知识的培训也同样重要，可以聘请专家举办讲座普及医院管理知识和管理理念，提高医院全体员工的管理水平，也可以使编外人员自觉地参与到医院的管理中来。应采取院内培训和院外培训相结合的方式以期达到最佳效果，在培训的过程中应充分将心理疏导、人际交往等因素考虑进去，提升自身修养的同时，也保障医院外在形象的树立。通过定期的岗位培训，打造医院良好的学习氛围，提升整体发展环境，使他们能够制定与医院目标相结合的长期计划并有解决问题的能力。对于医院的新近编外人员职工，应当给予充分的关注，岗前培训活动的开展可以使新员工大致了解医院的实际工作情况，对自己所从事岗位的内容和职责做事先了解，以适应医院的工作规范和价值观念。

对编外人员参与培训的次数或其他可考的指标进行评价。编外人员也被要求要进行负责任的自我指导和提升。

（二）畅通编外人员的晋升渠道

要把职务晋升纳入编外人员目标管理中去。内部晋升是把一个职位调到需要肩负更大的责任承担更多的工作任务及技能的职务上去，往往伴随着地位与薪酬的增长。良好的内部晋升制度是指能充分调动职工的积极性和主动性，满足人们对权力、名誉、地位、责任的追求还可以发掘员工中蕴藏的优秀管理人才。应在医院内部设立公平、公正、公开的竞争机制，规范职工晋升的流程。

职位的晋升几乎是每一名职工分外渴望的事情，也是他们努力工作的动力之一，编外人员也是如此。因此，当医院出现职位空缺时，应该平等对待、一视同仁，如果有符合岗位要求的编外人员员工，应该择优选出一个职位替补人，或者事先选出几名编外人员进行一段时间的考察，考察期过后从符合要求的人选中选出最优秀的那个给予职位的晋升。必须坚持按需设岗，按岗定责，使每个岗位的专业技术人员知识水平、专业能力、工作经验、个人特长与其所在的岗位相适应。这种方式不仅激励了编外人员要有竞争的意识，而且让他们在日常的医务工作中更加认真负责，而且因为晋升的公平性，提升了编外人员对医院的满意度和忠诚度，满足马斯洛需求层次理论中人对于尊重的需要，同时也为编外人员的职业发展规划指出了一条清晰的路径。绩效考评又能给人力资源管理提供规划和依据，指导编外人员的晋升等决策。

五、健全编外人员的职业生涯管理体制

绩效考评能确定一个编外人员的优缺点，由此可成为编外人员职业规划的起点。医院编外人员人力资源管理应该按每个人不同的性格特点、优缺点来制定个人的发展战略，抓住他们职业生涯规划的良机。

（一）营造编外人员的职业生涯管理环境

职业生涯管理是员工管理中的重要环节，对于编外人员医院的领导者应该给予充分的尊重、关心、理解，让他们感受到工作带来的温暖，营造有利于编外人员自我成长的工作环境，让他们更加全身心地投入工作中去，对自己职业生涯有更加明确的计划和憧憬。所以对当前医院编外人员人力资源管理进行改进时，应该更加考虑的是对编外人员潜能的开发和职业的规划。医院作为一个特定的组织载体，有责任和义务为员工提供一个可以实现职业理想抱负同时兼顾自身发展的平台。

医院中的每一名编外人员都有实现自身价值的权利，良好的职业生涯管理环境能够让他们更加明确自己的职业规划和前进方向。管理者应当积极听取编外人员的意见和建议，让他们参与到事务决策中去，对那些有利于医院发展的合理建议可以充分采纳借鉴，营造一个能让编外人员发挥特长的组织环境，可以满足人的自我实现的需要，这是最高层次的需要，人们将个人能力发挥到最大限度，实现人生的理想和抱负，善于独立思考和解决问题，接受自己也接受他人，完成自我的升华，同时加倍努力成为自己想成为的人。医院的人力资源管理只有实现员工物质和精神的双重满足，才能最大限度地发挥出员工的才能，达到留住人心、聚拢人才的目的。

规划好医院编外人员职业生涯管理的顶层设计同样是重中之重的任务，医院党委要把编外人员的工作落实到位，将具体实施办法写入到工作计划和会议计划中去，为实施好人才培养计划研究具体可行的方案。成立人才管理领导班子，并且弄清编外人员的需求取向，有针对地完善人才培养计划，监督计划的落实实施，使得在日后能够做到奖罚清晰、权责分明。

此外，应定期开展有关编外人员职业发展和规划的研讨会，针对工作认真、勤劳肯干、业绩突出的编外人员予以物质奖励和精神表扬。医院应根据需求制订出编外人员长期的、有效的职业发展规划，使得处于每一阶段的人员都能够清晰地了解自己职业的未来发展走向，让他们更有动力和信心地投入医务工作中去。医院还可以通过将编外人员职业生涯归档的方式，更好地了解每一个编外员工多年的职业发展走向，达到更好地完善编外人员管理制度的目的。

（二）完善编外人员的职业生涯管理体制

对医院来说职业生涯管理是与以往不同的管理理念，若要使医院中的编外员工尽快了解、接受这种管理方式，就要将其与以往的、传统的理念区别开来，在它们的基础上实现变革。编外人员的职业生涯管理虽然没有薪酬管理等措施具有立竿见影的效果，但是它对编外人员的自我价值的追求和职业发展具有长远的积极意义，同时也有利于医院自身的可持续发展。职业生涯管理是需要医院全员积极主动参与的管理活动，参与的过程中畅通的交流平台是必不可少的，一个能够使在编人员和编外人员、领导层和员工们互相交流的平台，有利于加强相互之间的理解和了解，对职业生涯的管理十分有利。

职业生涯管理切莫操之过急，太过强调目标结果容易使编外人员深感疲惫、工作懈怠，在实施的过程中医院应充分考虑编外人员的感受，他们的心理健康情况也应该放在职业生涯管理的具体工作中去，从家庭、社会等方面综合理解编外人员的难处，让他们深深感受到组织带来的温暖和福利，激励他们抱着良好的心态投入医疗工作中去。充分发挥职业生涯管理中以人为本的理念，培养编外人员的集体荣誉感和共进退的团队意识，使占比庞大的编外员工充分发挥主观能动性，保证身心健康的同时，逐步向着职业发展目标前行，将自身价值的实现与医院的可持续发展紧密联系在一起，当个人目标与医院的目标相匹配，双方的发展都将有一个质的飞跃，是双赢。

第四节 医院员工薪酬管理

薪酬是指组织内全体员工的货币性和非货币性劳动收入的总和，薪酬是全体成员的可支配收入，薪酬的水平决定了社会整体的消费水平。

一、医院薪酬管理的组织原则

（一）完善医院绩效考核体系

1. 强化医院培训，转变考核观念

由于医院推行绩效考核的时间较短，而且面临着不断变化的形势，因此人力资源管理者必须不断更新知识，及时掌握先进的绩效考核信息，才能达到新时期医院绩效考核工作的要求。必须加快对医院人力资源管理者的培训工作，对于绩效考核涉及的知识、人力资源管理的技巧、医院的人力资源管理其他方面知识等都必须进行系统的培训，只有人力资源管理人员的专业素质与综合素质提高了，才能促进医院职工绩效水平以及医院整体绩效

考核水平的提升。

通过绩效考核发放的绩效工资和奖金，是职工医疗服务的质量和数量、患者满意度、医德医风、科研教学、成本核算、业务学习、工作态度等综合情况的反映。现在政府推进工资制度改革，为医院实行绩效考核提供了一个好的契机。医院领导班子要统一思想，共同参与，扎扎实实地做好职工的思想工作，进行耐心细致的解释说服和教育工作，以帮助职工转变思想观念，引导职工正确对待并积极支持绩效考核。

2. 建设绩效考核体系，重视绩效考核管理

一套科学、容易操作的绩效评价体系直接关系到绩效考核结果的优劣。若指标设置模糊，评价起来弹性就大，很容易引发人为偏差或人情考核。在制定绩效评价体系的过程中，要选派一定数量的被考核对象参与进去，充分听取各方面的意见和建议，把医院的战略管理目标与职工个人目标相结合。要从医院的实际出发，注重个性，分清重点，把握好度，准确设置关键业绩指标数量，使考核结果既体现科学性又具有可操作性。同时，还要注重部门之间指标的均衡，避免不同部门之间或岗位之间的指标值考核出现"责任大的部门考核结果差，责任小的部门考核结果好"等不公平现象，造成员工失去信心并产生抵触情绪。

因此，医院的绩效考核评价体系应该与时俱进，注重在实施过程中调整、修正考核指标存在的问题，并按照新时期医院管理的标准做出顺应时代的改变，其中包括指标的设置、权重及操作方式等。有些指标经过几年的运行，通过加强管理，职工都能很好完成的就可以减掉或权重减轻，而对一些不断出现的新问题的指标则要增加或加大权重。

3. 借助绩效考核，发挥作用

医院绩效考核指标的直接执行者是一线的广大职工，一线职工执行能力的大小、执行效果如何将决定医院的整体业绩。从主观上说，医院职工都想尽自己的努力做好本职工作，取得好的绩效成绩，拿到好的绩效工资和奖金，但是受主客观因素的影响和制约，有些职工在执行过程中可能会有困难，不能很好地按照绩效指标体系的标准和要求做好工作。因此医院人力资源部门，特别是科室主任、班组长就要做具体工作的指导者，为职工清除工作中的障碍提供帮助、支持和指导，并激发职工的主观能动性，与职工一起共同完成绩效目标，从而实现医院的远景规划和战略目标。可以说，医院绩效考核工作是考评者和被考评者良性互动的系统工程。

在医院领导、中层干部和职工三个层次中，被考核的主体部分是职工，职工的直接领导（科主任、班组长等）是最了解各科室、部门或每个岗位职工的工作绩效和完成任务的执行能力的人。因此，医院不同层级职工的直接领导者应该承担绩效考核的主要责任，

这样能最大限度地减少考核的偏差。医院每个科室主任都是一个独立科室绩效考核的组织者，既要负责下属员工的绩效考核，同时还要承担对直接下属绩效指标的设计、沟通、考核、反馈、奖罚等工作。医院人力资源部门的工作主要是制定绩效管理政策、方案和制度，做好辅导，监督绩效考核流程正常运行与成绩汇总等工作。因此，医院绩效考核中科室主任的地位十分重要，要充分发挥科室主任在绩效考核中的作用。

4. 重视日常管理，追求公正

医院绩效考核工作涉及的内容多、持续时间长、要求细致，相关管理人员尤其是科室主任应该坚持做好考核相关的日常记录工作。实质而言，绩效考核中的目的与医院日常管理的核心具有一致性，考核指标设置与医院管理细则也存在相关性。因此，在具体操作时，应该把绩效考核同日常管理进行结合，用考核记录来帮助日常管理，以量化的百分制分数的形式来表现，分数的高低直接决定着职工的绩效工资以及奖金等。如何获得一个相对准确客观的分数结果，使打分尽可能准确地反映出职工的实际工作绩效就显得十分必要。

要准确客观地进行打分，就需要严格依据考核指标，对考核进行中的相关记录进行认真分析并加以参照，准确计算各个指标对应的得分并进行累计，对所有的步骤都应该认认真真地执行，尽可能地减少考核打分过程出现的伸缩性与主观性。要用制度约束考核者的行为，使其真正对事不对人，成为绩效考核评价环节中无可挑剔的一环。

（二）确定绩效考核的指标体系

1. 以质量考核为核心

综合质量考核就是指医疗质量、医疗服务态度以及其他各方面管理工作所需达到的标准以及要求。可以采用千分制绩效考核体系，考核内容涉及医德医风、医疗服务质量、护理服务质量、医保管理质量、病历质量、物价收费质量、院内感染质量、教学科研质量等。

科室必须权衡成本控制与服务质量之间的关系，不能仅仅为了减少成本就将服务质量与服务标准降低，也不能仅仅为了创收就无视物价政策，乱收费多收费。质量考核的具体考核应该由有关职能部门定期开展，一般一月一次较为适宜，以便及时发现问题及时监督，每月的质量考核应该形成常态，同时考核结果直接影响科室当月的绩效，且当月兑现。

2. 突出绩效考核主导因素

以前那种把科室成本核算作为主要考核指标的绩效考核模式，侧重经济指标的考核，无法准确地考察临床科室在工作强度、风险程度以及技术含量、服务质量等方面的差异，而且也与国家规范管理的要求相背。因此，构建以成本核算考核为基础，以工作量以及工作效率为考核主体，以质量考核为核心的科室综合绩效考核体系，不但改变了原来那种奖金仅仅与科室成本核算挂钩的分配模式，而是采用多指标的绩效考核，同时各个指标体系间互相补充，增加了绩效分配的公平性与合理性。

主要的工作量考核指标包括：手术例数、占用床日、门诊诊疗人次、出院人数等，将其作为临床科室的重要工作量指标，可以有效体现临床科室的风险程度与劳动强度。有关工作效率关键性包括床位利用率、平均住院日等，这两个指标反映的是医院以及科室劳动效率，增加床位利用率、减少平均住院日对于提高医院与科室的绩效管理水平具有重要作用。

将工作量以及工作效率指标纳入绩效考核评估中，可以降低科室对于经济效益的过分追求，充分反映出多劳多得、优劳优得的原则。有效激发科室管理的积极性，增加对医疗卫生资源利用的有效性和合理性，同时缓解公众看病贵看病难的问题。

3. 辅以社会效益、科研等考核

随着医院的不断发展，医院的经营管理能力不断增强，相应地，专业科研能力、医学科研转化能力也在增强，因而医院在职责中须体现科研任务，把科研能力作为大型医院绩效考核的辅助指标，是大势所趋。

如何更好地体现社会效益，是医院管理者必须思考的一个问题，作为人民的医院，它必然承担着公益性的相关职责。把社会效益的体现与每个医务人员的工作结合起来，就必须将该种因素纳入医院的绩效考核体系，这样就能从制度入手，去激励广大医务人员和行政后勤工作人员的工作积极性和创造性。

（三）引入外部参照系

外部质量指标通常包括顾客感知到的质量和患者满意度。这两个因素往往放在一起通过理想的质量标准和患者实际体验到的质量加以比较研究。在外部质量指标中，主观判断是最主要的研究和表述方法，在医疗卫生行业，所谓顾客感知到的质量主要用信赖、反应性、声誉等比较抽象的指标来表述；对于患者的满意度，往往用服务的数量、技术水平、可及性和医生态度等比较具体的指标来表述。

患者感知到的质量和患者的满意度两者之间相互影响，患者购买服务的动机同时受到两者的影响，很难将两者区分开来。医院管理者要提高医疗机构对患者的竞争力首先要保证医疗服务的质量，但更重要的且容易被忽视的问题是，质量不同的服务能够被患者有效区别和感知。因此，有必要建立有效的质量信号传递系统。为此，应着重考虑三个方面：

一是如何解决无形服务不能被有效感知的问题；二是如何保证服务质量的稳定性；三是如何把这种信号传递系统同患者原有的择医习惯和我国医疗行业的特点结合起来。与实物商品不同，医疗服务在提供之前是非独立存在的，是看不见、摸不着和无形的，患者无法像购买实物商品一样观察、比较、试用，因而医疗服务容易被患者认为不确定性大，风险性高。因此，患者需要寻找能代表服务质量水平的证据或标志来进行判断和选择。比如，他们可能根据医院规模和就医人数来认定医院技术水平的高低，依据医生护士的服务态度来判断服务质量的高低，依据常见病症的治疗费用来判断医院收费的高低等。因此，医疗营销的任务就是寻找这些信号标准，并通过患者能够接触到的地点、人员、设备、价格或者象征物等把自己的定位表达出来，化无形的服务为有形的证据。

在关于顾客满意度方面的研究中，提及频率最高的衡量指标是服务策略和技术水平，其他还包括医疗费用、医院环境、是否方便和治疗效果。在从医生角度提出影响患者满意度的指标中，态度、信息、技术能力、就医程序、医院硬件设备以及对就诊过程中非医疗问题的处理是患者满意度的主要影响因素。衡量患者对护理服务的满意度可参考服务策略、技术水平、就医环境、就医方便程度、服务的连续性和服务的效果等因素。衡量的指标包括医技人员之间的关系、人际间的相互教育和相互信任度。其中，护理服务对患者满意度的影响不可忽略。

二、我国医院薪酬管理的改革措施

（一）建立完善的薪酬管理制度

面对当前我国医院薪酬管理的现状，加强薪酬管理的有效改革是关键。建立完善的薪酬管理制度是首要任务，新时期，薪酬管理制度的改革应充分体现公平性、透明性与人性化，充分考虑医务人员的利益，提倡以人为本的理念，构建更为完善的薪酬管理制度。薪酬管理是医院人力资源管理的重要组成部分，是提升职工积极性的关键点，应紧紧抓住职工的心理诉求，留住人才，为医院事业的发展"添砖加瓦"。薪酬管理制度的确立，应保证薪资发放的规范性与合理性，职工对医院的贡献率来衡量其薪资，坚持薪资发放与职工的贡献率成正比。此外，应强化医院全体职工的监督，薪资发放时应将薪资分配表进行共享，并对每个员工的表现进行备注，供全体人员监督，实现薪资管理的透明性与公开性。

（二）构建全面的绩效考核制度

薪酬管理与绩效考核具有很强的联系性，为了强化薪酬管理的规范性，加强对绩效考核工作的重视是关键。传统的绩效考核制度仅仅局限于对最终工作成果的评比，其缺乏人性化与公平性，仅仅是通过一定期限内的工作成绩来衡量医护人员的个人价值是远远不够的。因此，为了增强薪酬管理的人性化，应对绩效考核进行人性化的管理，构建全面的绩效考核制度，在其中加入面谈环节，且还要强化反馈机制的构建。首先，在反馈机制构建方面，应充分考虑职工的实际情况，将职工的考核结果以书面或电子的形式反馈给本人，让其了解自身的薄弱点，明确自身获得相应薪酬的原因。通过结果的有效反馈，职工会逐渐得到改善，那么其所对应的薪资也会发生变化，这样也利于激发职工的积极性。其次，在绩效考核中应安排一定的面谈内容，及时了解职工的真实情况，进而获得有效的信息。基于人性化的考量，给予职工发放合理的薪酬，既能实现绩效考核水平的全面提升，也可促进薪酬管理水平的全面提升。

（三）强化政府部门的资金投入

医学事业对于国家来说具有重要意义，其中医院属于公共事业，旨在为国民解除疾病痛苦，旨在维护国民的安全与健康。为了支撑国家的医疗事业，政府部门应大力支持医疗工作，为了更好地优化内部薪酬管理体系，应加强对医院的资金投入，严格规范合理的薪酬分配与发放制度，并为医院提供诸多医疗器材与设备支持，对医院资金投入结构予以合理的调整。若为医院的建设，应充分发挥其为公共民众服务的特点，优化政府的财政补偿机制，对现阶段的公共卫生类事件开展政策性的补贴。医院内部，医生的技术能力存在差异。为此，医院应根据医生的资格、技术能力、接诊情况等对医生的薪资进行分配，可大大提升医生工作开展的积极性，是薪酬管理结构不断优化的一个重要内容。

三、医院员工薪酬管理体系的优化

（一）薪酬管理体系的优化依据

以职位评价、绩效评价、能力评价共同作为本次薪酬优化依据，用"职位评价＋能力加薪"来建立"岗位＋能力"的基本薪酬体系。

薪酬管理优化流程遵循以下三个步骤：

第一，职位评价。以职位说明书为薪酬方案的基础，职位为医院最小的构成单位，每个职位都有相应的工作内容、职责及任职资格等。因此，收集这些信息来确定付薪要素，并形成岗位说明书。岗位的价值需要用评估要素进行评估。根据职位评估系统，对每一个要素进行分段赋值，职位根据各个要素所对应的等级进行匹配，根据得到的分值从而拉开差距。

第二，绩效评价。将员工薪酬与可量化的绩效结果挂钩，有利于激励员工追求更优秀的绩效结果，朝着医院目标的实现而努力，有利于实现薪酬公平、公正。

第三，能力评价。将员工的薪酬水平与其能力的变化情况所做的评价相挂钩。通过专家委员会对员工的总体能力进行评估，然后根据员工能力的变化情况决定员工的加薪幅度。

（二）薪酬管理体系的优化原则

薪酬管理体系的优化原则，如图3-1所示。

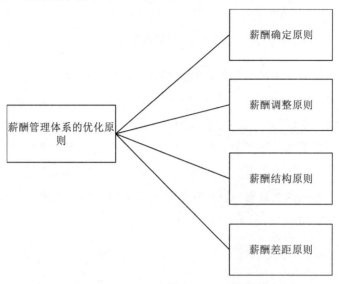

图3-1 薪酬管理体系的优化原则

第一，薪酬确定原则。从医院的战略出发确定薪酬原则，基本薪酬以"岗位职责＋任职资格"为导向，绩效薪酬鼓励员工多劳多得，提升内部公平性为导向，福利以"普惠＋激励"为导向，薪酬水平以提升人才吸引力为导向来确定薪酬。

第二，薪酬调整原则。薪酬调整包括基本工资与福利调整，基本工资按照CPI进行调整，满足员工对美好生活的追求。福利按照年龄的增长而增加、向具有核心能力任职资格人员倾斜。

第三，薪酬结构原则。通过包含任职资格要素的薪酬结构，增加薪酬与任职能力的相关性，强化薪酬对员工的激励性。

第四，薪酬差距原则。针对员工不同的任职能力和绩效评价的结果，在薪酬方面拉开差距。薪酬向关键岗位、拥有核心能力、表现优秀的人才倾斜。

（三）薪酬管理体系优化策略

1. 设计医院多种的福利品种

福利是除工资以外，员工们最关心的一个问题。随着时代的不断进步，人们对福利的要求也越来越多，就此我们可以在福利的种类上尽量多样化，让员工有更多的选择权，同时这也能体现医院经营的可观性。对于医院福利，我们可以对员工在购药、看病、手术时，按职位等级适当地减免费用。

2. 制定不同的医院行政职位绩效考核

医院可以按照行政人员的业务水平、工作繁简度、责任的大小、职务的高低来制定出一套绩效管理制度，以此来衡量、反馈、评价并且影响员工的工作行为、工作特性和工作结果。系数体系的设计是重在激励行政管理人员的开创性思维能力，鼓励员工在工作上开拓进取。

3. 对医院中层行政干部实施非货币性的奖励制度

奖金制度对全院的全体员工都有着很大的触动，很好地调动了员工工作的积极性，同时也激发了医院的活力。但是由于奖金制度具有普遍性，只是对特定的人群有激励作用，其力度还不是很大。所以对中层的行政管理干部的薪酬制度要有所改变，重在精神奖励。例如，组织中层行政干部去外省发达地区的大型医院参观考察，或是对在工作中表现比较出众的行政人员，可以优先晋升、破格晋升。这样的精神奖励让管理人员有了很大的自豪感，同时也培养了他们的使命感，使中层管理人员能以自信、积极、乐观的工作态度，全身心地投入工作当中去。

4. 加强非货币经济报酬的建立

医院为行政管理人员多提供学习和培训的机会，譬如，建立完善的医院电教室、图书馆给员工使用。选派有能力、有潜力的管理人员去大医院进修学习，还可以和一些其他同级医院联合举办行政管理交流会，以此来优化医院内部的管理。

5. 员工年终奖金和年薪相结合

年薪制就是以年度来作为单位，根据医院的经营业绩，来确定并且支付给经营者年薪的方式。近年来一些医院以年薪招聘的旗号来招聘管理者。目前，因为我国医院人事制度以及工资制度的限定，基本上二级医院还没有条件实行年薪制度，有远见的医院管理者对年薪制度的探索一刻都没停止过。现在逐渐有些医院开始尝试年薪制和年终奖相结合的发放模式，这对医院来说是发展创新的一个举动。

第四章 医院员工培训与职业发展

第一节 医院员工培训与体系优化

一、医院员工培训

培训是从内部学习、外部进修、实践参与等方面对员工进行能力提升的综合活动，对于医院管理者而言，除了及时掌握员工专业技能的掌握程度并进行针对性培训外，还需要注重其个人素质、态度、能力与潜在能力的培训，从长远角度关注员工个人发展与成长，为医院长期发展建立人才储备，以更好地满足市场经济不断发展对于医院竞争能力、人才培养方面的要求。

（一）培训的内涵与组成

1.培训的内涵

培训是一项综合活动，涉及人员、技术、流程等方面，通过培训可以提高人员的人力资本水平，促进人员自身及组织整体竞争水平的提升。进行员工培训的目的，是为改善医院人员的人力资本水平，通过个体人员能力的提升形成医院整体竞争力，促进医院在激烈的市场角逐中获得专有席位。另外，对于融通医院与员工关系，强化员工对医院的认可与归属感，促使其以更多的力量投入到工作当中。

医院培训在促进员工个人能力提升的同时，也助力医院整体发展竞争，可以提升医院技能水平，强化员工相互合作动力，为医院发展做出更大贡献。培训就是医院为满足组织发展规划需求，为员工提供专业的理论和实践指导，促进其个人提升的活动。通过培训，不仅在短期内提升员工认识水平，对于其整个职业生涯和发展规划也有深远影响。所以，制定特定目标进行学习指导、实操训练、观点升级等方面的活动都属于培训的范畴，这些都有助于提升医院的职业化程度和标准化程度，有利于降低医院沟通成本，为后期扩展奠定基础。

2. 培训的组成

培训的组成，如图4-1所示。

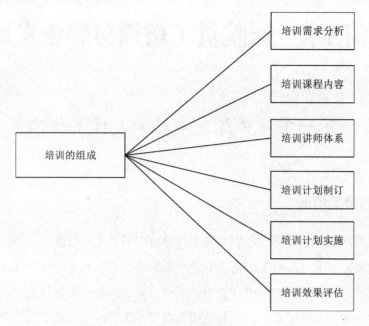

图4-1　培训的组成

（1）培训需求分析。培训需求分析是培训工作开展的基础，在开展培训时必须进行详细的需求分析，只有做出合理的需求分析，后续的培训工作才具有价值。培训需求分析应该着眼于医院、部门和员工个人三个层面，着眼于长期与短期，着眼于现在与未来。

（2）培训课程内容。培训课程内容是实施培训时所应该执行的具体内容，一般由培训讲师来设计，培训课程内容的设计应该考虑授课对象、授课环境、授课效果和授课目的等几个方面。

（3）培训讲师体系。整体而言，培训讲师可以分为外部讲师和内部讲师两个方面，外部讲师主要以聘用为主，内部培训讲师主要以内部选拔自身员工为主，两种方式各有利弊，医院应该搭配使用发挥各自的优势。

（4）培训计划制订。为了更好地落实培训目标，需要对整个培训工作做出详细的计划。培训计划通常包含了阶段性计划和层级子计划，这些计划具体而又充满操作性，帮助受训者完成既定目标。

（5）培训计划实施。培训计划的实施是一个多方协调的过程，需要有一个培训计划实施的主导者来组织完成。同时，由于组织内外部环境在不断变化，培训计划在实施过程中应该根据环境的实时变化做出调整，使培训计划更具有生命力。

（6）培训效果评估。在培训完成后，要对培训的效果进行评估，以检验是否完成事先制定的培训目标，对培训过程中出现的问题进行反思与总结，为下一阶段培训计划的制定与实施提供借鉴。

（二）医院人才培养的注意事项

医院人才的知识转化可给医院带来显著的经济收益与社会效益，但值得注意的是这些效益的产生具有间接性与长期性的特点。医院人才培养应有规划性与目标性，建立完善的人才培养管理制度，并长期开展工作。

1. 服务技术型人才的培养

医疗卫生工作突出的服务性要求人才培养必须改变重技术轻服务的传统观念与做法，培养相适应的具有专业技术素质与服务素质的服务技术型人才。服务技术型人才的培养必须注重两个"三基"的训练。

（1）"技术三基"的训练，即通过医学专业基础、基本知识、基本技能的训练，提高专业技术素质。

（2）"品德三基"的培养，这可概括为：①道德基础培养。培养其良好的公民道德意识与职业道德意识，培养其事业心与奉献精神，培养其集体合作意识，个体互补意识，勤奋钻研精神。②法治基础教育。当前医疗卫生、法规正在逐步建立与完善，通过法治教育，尽快提高医务人员法律观念与意识，使之能自觉地依法行医，规范医疗行为已成当务之急。③心理、社会基础知识教育。通过医学与社会人文知识的教育，使之懂得病人心理因素的作用，掌握与病人沟通的技巧，提高服务社会、服务病人的意识与水平。

2. 注重临床型医学人才的培养

医院人才培养应面向病人、面向临床，培养大批能解决临床实际的临床医学人才。由于临床医学是一门实践性很强的学科，其人才的成长周期较长，只有在临床第一线，与病人直接沟通，严密观察疾病发生的全过程，并坚持在诊疗工作中长期实践，不断积累，才能培养出合格的或优秀的临床型医学人才。人才培养的重要性，具体可从以下几点来着手.

（1）要想充分认识临床型人才培养的重要性，强调临床能力培养与科研能力培养并重，建立严格规范的临床培养制度，以有利于临床型医学人才的培养。

（2）改革人事有关制度，建立与临床人才培养相适应的新的人事体制。

（3）设想建立临床医学人才培养的双轨道模式，即实行临床专业医师规范化临床培养与临床研究生培养同时并存的两种制度。临床研究生培养以临床科研为主要方向，临床专业医师规范化培养以临床技能与水平为主要方向，临床专业医师规范化培养并且与学位制相结合。

3. 重视医院管理人才的培养

医院运行机制上明显的市场性与经营性，以及内涵建设上的质量效益的要求，使医院管理作用更显得重要。只有搞好医院管理人才的培养，搞好医院科学管理，才能使医院各系统功能放大，提高医院的医疗技术水平，医疗服务水平，才能给医院带来明显的社会效益，才能使医院正常经营与发展得到保障。

新时期医院管理人才培养工作应做到：①充分认识管理人才在医院经营与发展中的作用与地位，使管理人才培养工作的重要性成为共识；②把管理人才的培养纳入医院人才培养的规划之中，选择有医学专业基础，有管理素质的人员，进行有计划的目标培养；③改革人事管理制度，建立管理人员科学的技术职称评定制度，同时注意提高管理人员的待遇。

（三）医院员工的岗前培训

在人力资源管理实践中，医院开展员工岗前培训的宗旨是帮助新员工尽快适应岗位工作，培养员工的岗位实操业务能力。员工岗前培训的具体表现形式多样，岗前培训的内容与流程，必须符合医院发展需要与具体的岗位职责需求。

1. 开展员工岗前培训的意义

（1）提高员工对新岗位环境的适应力。对新岗位、新环境的适应力属于员工不可缺少的重要业务能力，员工对医院岗位环境的适应速度可在一定程度上反映其综合素养。没有经过岗前培训的员工在刚刚接触繁杂的岗位业务时，往往会觉得业务开展难度过大，并会频繁出现各类操作失误的情况。与之对比，经过岗前培训的新员工能更快速地适应岗位，表现为更加熟悉岗位操作流程，业务操作更加标准、规范。因此，深入推行与开展岗前培训，对于保障员工适应岗位十分必要。提高医院综合实力。医院人才的整体素养是医院综合实力的重要表现之一，新员工是医院人力资源的重要组成部分，其业务素养将会从根本上影响医院的临床医疗护理工作质量。医院新员工岗前培训一般由各科室自主完成，岗前培训涵盖多层面的实践操作要点，员工参与岗前业务培训，可有效提高其专业实践水平。由此可见，医院要想促进自身整体实力增强就不可忽略岗前培训。现阶段，岗前培训工作已普遍得到了医院管理者的关注，岗前培训的具体内容、流程等也不断趋向于完善、合理。

（2）培养优秀的岗位业务人才。现阶段，在市场经济背景下，医院必须要应对市场竞争，这使医院必须重视对人力资源的充分使用与培养发展。岗前培训是医院人才培训的重要组成部分，医院岗前培训的良好开展有益于员工提高岗位和业务的适应性，进而实现医院人才队伍整体竞争力的提高。

2. 员工岗前培训的创新

岗前培训工作开展的目标是培养具备良好业务能力的新员工，进而使医院人才队伍具有更高的业务能力。

（1）创建多样化的岗前培训形式。为了实现岗前培训目标，医院要做好培训前的准备工作，创建更加新颖的培训模式。近年来，有医院管理者结合PDCA管理模式开展新员工的岗前培训，用循环上升的工作思路来提升员工素养，启发员工准确评价自身现有的业务能力，循环纠正员工在岗位实践操作中的错误。例如，感染科临床护理工作具有特殊性，这要求新入职的科室业务人员必须要保持良好的工作态度，为患者的健康安全服务。该医院还重点将医院和各个科室的文化教育工作纳入岗前培训范畴，使医院的良好文化能够切实融入新员工的思想与业务开展。

人力资源管理实践过程具有综合性，医院有必要将岗前培训管理、员工招聘、绩效考核以及薪酬待遇管理等纳入数字化体系，以全面的数据采集、整理、分析，规范医院内部管理实施过程，进而提高医院的管理效率和管理质量。医院要定期更新、维护员工考勤信息，使管理者能够实时得到准确的员工出勤信息。医院要优化薪酬管理，提高薪酬分配的公平性、科学性，从而激发新员工的归属感、协作意识、创新力等。

（2）真诚关怀新员工。在进入全新的岗位环境以后，一些员工会出现紧张、焦虑等负面情绪。岗前培训是员工上岗前必经的岗位实训环节，员工如果经过培训却没有通过岗前培训测试，则意味其可能不适合相应的工作岗位，医院应与其进行沟通，做出再次接受培训或调岗的处理。在岗前培训中，员工很难避免由于不熟练而出现各种操作差错，负责培训的人员应当对其给予耐心帮助和热情鼓励，不应打击或者批评员工。例如，某医院对儿科新入职员工实施岗前培训，培训的关键是保证员工充分了解儿科临床医疗以及护理工作的内容和特殊性，逐步培养新员工的临床操作实践技能。为了使员工尽早适应医院岗位，医院负责岗前培训工作的具体人员要耐心、真诚地对待新员工，缓解新员工的焦虑心理，提高培训质量。

（3）准确评估岗前培训实践效果。评估是岗前培训的重要环节，能够帮助医院员工正确认识自身的岗位实操能力，进而有针对性地在最短的时间里提高岗位适应性。因此，医院应对岗前培训的各个阶段进行评估，确保培训能实现预期目标。另外，岗前培训评估应当形成多元化的测评指标体系，避免局限于单一的指标测评方式和测评内容。

近年来，数字化人力资源管理已融入众多医院的各个科室岗位，医院岗前培训也更多地表现出数字化特征。针对岗前培训而言，医院管理者要有计划地引进具备良好信息专业素质的员工，鼓励医院现有的岗位业务人员熟悉数字化操作技术手段。医院要优化激励与考核方法，正确选择、合理运用数字化考核指标。同时，医院管理人员要灵活运用多元化的管理手段，有效整合医院资源，提高管理质量。医院管理人员不仅要客观评价参加岗前培训的员工的实操技能，同时还要重视新员工表现出来的实践创新潜能、团队协作能力以及岗位奉献热情等，并对其给予肯定和鼓励。

员工岗前培训具有促进员工综合业务能力提升的重要价值，能够帮助与支持新员工快速掌握岗位技能要求，使其融入新的岗位环境中。目前，开展员工岗前培训工作已经得到了各行各业的普遍重视，岗前培训的具体实施方法也不断得到创新。在具体开展员工岗前培训的全过程中，负责培训的工作人员应当科学设计培训内容、积极完善培训模式、丰富培训手段、真诚对待新员工，同时，还需要对岗前培训工作的实践效果进行合理准确的评价。

（4）医院员工人才培训机制要点与面相结合。点的培养，即指重点人才的培养，做法一般是从中级、高级职称的中青年人员选择重点人才苗子，其后定目标、给任务、加压力、重投资，强化品德与学术的造就。培养目标是专业学科带头人，培养目的是使其较好掌握新技术，跟上现代医学发展的步伐，使医院保持某方面的先进性。

面的培养是培养医院人才的基础，也是最重要的方面，其理由是：①医院人才结构是一种由高、中、初档次医学人才互补形成的合理、稳定的能级结构，只有各级人才的合理存在，功能互补，才能发挥医院人才的最佳效果；②由于现代医学专业分工的精细化与病人的疾病、心理、社会因素的复杂化，使得医院人才群体性特征更显重要。医疗工作的完成有赖医院各部门之间的协调合作与有序配合。所以，只有搞好面上的人才培养才能使医院功能得到正常发挥，才能提高医院总体服务水平与医疗技术水平。

二、医院员工培训体系及优化方案

（一）医院员工培训体系构成

培训需求分析主要是根据医院员工当前的岗位职责与自身状况之间的差距，员工未来职业发展规划与当前状况，当前现实问题与员工技能等多个方面来决定，准确的培训需求分析决定了后期培训是否有针对性。培训计划是根据员工的培训需求，以及往年培训经验和未来培训计划等多个方面，综合制订出下一个阶段的培训计划。培训实施是根据培训计划，对培训对象做出合理的培训时间、培训地点和培训课程安排，来完成既定的培训计划目标。培训考核是培训实施结束后，根据事先制定的培训考核目标，对培训对象进行测试，测试培训对象完成的培训效果。医院医师员工在培训需求分析、培训计划、培训课程内容、培训实施和培训考核评估的体系构成现状如下：

1. 医院员工培训需求

医院医师员工的培训需求由各部门来反馈，而各部门的反馈依据并不是与医师员工进行系统沟通所得，而是根据以往的培训经验所得，对医师员工的需求意见采纳不足。

2. 医院员工培训计划

医院医师员工的培训计划是根据部门目标制订的，其标准是业绩的提升。培训不仅仅是纠偏改错、提升业绩，更要结合时势对医师技能实施调整，特别是随着大数据、AI、5G等技术的兴起，跨地区远程手术成为可能，而这些都应该考虑在培训的范围中，但是目前医院医师员工的培训仍停留在如何提升业绩方面。

3. 医院员工培训课程

根据培训课程内容的不同，将医院医师员工培训分成新人入职培训、专业素养培训和通识知识培训，各部分培训的具体内容如下：

（1）新人入职培训。新员工入职前为了更好地掌握岗位职能，了解医院的规章制度，提高岗位工作效率，减少问题出错率，医院在新员工入职前会组织入职培训。新员工入职培训的内容主要是对医院的基本组织架构、医院规章制度、各科室情况、岗位职责、安全规范等内容，形成基本认识与了解。

（2）专业素养培训。为了进一步提升员工的素养技能，医院会组织实施专业素养培训，根据各科室具体的培训需求，来制定有针对性的技能培训，专业素养培训实施规模一般较小，培训的对象更具针对性。

（3）通识知识培训。通识性培训主要是针对医院医师员工的基本知识和基本素养实施培训，这种培训具有普适性，适合医院的大部分岗位，因此培训的受众面比较广泛。

4. 医院员工培训实施

医院员工培训实施，是针对前期的医院员工培训需求、计划、课程，进行统一实施。以员工的现状为主，根据不同部门进行个性化培训；培训时间选在相对空闲的时间段，避免被培训员工出现抵触情绪，并且单个培训课程时间不宜过长。

5. 医院员工培训评估

医院医师员工培训是以考试方式考核，将培训的课程内容设计成填空、选择、判断、问答等形式的试卷，在培训结束后实施笔试测试，将笔试结果由各科室部门自行交由档案管理部门保存。

（二）医院员工培训体系优化策略

1. 医院员工培训体系优化原则

培训体系的优化必须确立原则，通过这些原则来指导医院医师员工培训体系优化方案设计。

（1）战略导向原则。员工培训的最终目的是促进医院战略的完成，医院医师员工培训体系优化设计必须从整体上以医院战略为导向，这样医院在推进员工培训体系时，也是在完成医院的战略，二者之间起到相互促进、相辅相成的作用。

（2）动态适应性原则。医院面临的环境随时随刻都在发生变化，此时应该根据环境的变化动态调整培训计划与目标，使培训能够适应当时的培训环境，只有当培训与所处环境相匹配相适应时，培训才更富有生命力。

（3）系统性原则。培训是一个系统性的过程，培训工作需要长远而又系统的规划。在系统性原则的指导下，医院医师员工培训可以有序向前推进，做到协调均衡的提升。

（4）兼顾性原则。医院医师员工培训体系牵扯多个部门、多个方面，在组织员工培训时应该综合考虑，既要节约成本提高效率实施通识性培训，又要考虑全体部门之间的差异性实施专业化培训；既要组织实施突发性事件的临时培训，又要组织实施长远系统性的战略培训。

2. 医院员工培训体系优化方案

（1）完善培训体系与配套制度。

第一，完善培训结构体系。根据医院医师员工培训体系在组织结构方面存在的问题，需要对员工组织结构体系进行优化与确定。权责明晰的组织结构是开展医院医师员工培训的重要保障，具体的培训组织结构体系应该包含：培训需求分析、培训课程优化、培训讲师优化、培训评估优化、培训保障优化。

第二，建立健全相关配套制度。

完善风险防控制度。医院在组织实施医师员工培训时会伴随着一些风险性的行为，完善培训风险防控制度是培训工作的一项重要内容。①医院应该完善培训协议制度，将培训的内容、费用以及培训后员工的服务款项，以协议的方式进行明确，比如，培训期间的工资发放、饮食住宿、培训后的待遇、违约赔偿等事项。②确立人才流失风险防控机制，及时关注关键技术人才的需求动机，对关键技术人才的流失可以做到可控可防，减少由于技术人才流失造成的岗位短缺以及重新培训等问题。

完善多层激励制度。"激励制度是医院人力资源管理的重要组成部分，建立科学有效的机制不仅可以激发员工的积极性，节约医院人力资源成本，还将影响医院的长远发展。"①要想提升员工的工作绩效，激发员工的潜能，科学合理的激励制度是必不可少的。同样，提升医院医师员工培训的积极性，也要建立完善的多层激励制度，从物质激励和精神激励两个方面入手，满足培训医师员工的多样化需求。

（2）完善各个层面的需求分析。培训需求分析是培训工作开展的首要环节，上级领导根据培训需求的必要性、价值性来投入资源。针对医院医师员工培训需求分析，培训需求的确定应该根据培训课程、培训上一阶段的反馈、现实问题、培训对象、医院战略规划等多个方面来共同确定。

第一，培训需求制定依据。医院医师员工培训需求的制定需要医师员工参与，根据医院战略规划、部门规划与医师员工的发展目标共同确定，实现医师员工培训目标的同时，能够促进部门和医院目标的实现，这样制定的培训需求才能得到医院、部门和医师员工三方的支持，实现培训工作的可持续发展。

第二，医院层面培训需求分析。医院医师员工在医院层面的培训需求分析，主要目标是分析培训的必要性和价值性，确保培训结果与医院战略、发展规划、服务宗旨等相适配，激发医师员工培训的积极性和热情，明确医院层面对医师员工培训提供的资源支持，合理配置不同科室、不同阶段的资源投入。

医院战略规划需求。根据医院的战略和发展规划，梳理当前医院对人才的需求，员工需要具备怎样的技能、素质，为培训指明方向和重点。医院未来发展规划是建设涵盖医疗、康复、妇幼、科研、教学等多位一体的综合型三甲医院，同时重点突破专科医疗水平，比如在男科、妇幼保健、老年康复等方面的专业治疗。另外，整体提升医院的医疗水平、知名度和学习氛围，定期邀请知名专家和技术骨干来医院讲座培训，为广大医护人员提供学习交流的机会。

内部资源的支撑需求。从预算经费上看，培训是一项耗时耗力的工作，要想顺利完成培训教育工作，需要投入一定的资源进行支撑。本文认为医院应将培训教育作为医院的一项重点支出，在培训教育方面提供更多的经费拨款，并设置专项培训经费，确保培训有足够的经费支撑。从讲师队伍上看，要想为医院医师员工提供良好的培训，需要配备优良的师资，为了更好地激发医师员工的积极性，最好选择内部临床一线专家和技术骨干作为讲师，这样培训更能切合医院实际。从硬件设施上看，为了更有效地对医院医师员工实施培训，需要配备优良的硬件设施，比如，现代多媒体硬件、线上会议软件等。

第三，个人层面培训需求分析。根据医院、科室培训需求的分析，最终落实到医师员工的培训需求上。一般而言，医师员工的培训需求因个体特征的不同而有所差异，为医师员工提供个性化的培训是最理想的状态，但是由于医院现实资源条件限制，不可能对每位医师员工提供针对性的培训。因此，只能通过对医师员工实施培训需求问卷调查，明确医

① 杨婧.基于双因素理论的医院人力资源管理激励[J].财经界，2023，650（07）：174.

师员工主要的培训需求，对培训需求实时分类，掌握医师员工对培训的心理预期，以此根据培训需求制定培训的目标，比如，解决以下需求：医疗事故危机处理、医患关系、技术水平、心理沟通等。

培训需求获取途径与手段。绩效考核是医院对员工工作状况的评价，可以根据医院医师员工工作业绩、专业技能、工作态度等方面，比如，病患投诉率、接诊人次等指标，了解医师员工的工作状况，与绩效考核目标进行比对，找对现状与目标之间的差距，分析造成二者之间差距的原因，制订绩效辅导计划。在绩效辅导计划中最常见的辅导方法就是通过培训缩小现状与目标之间的差距，解决当前绩效不高的问题。制订绩效辅导计划的过程，就是寻求医院医师员工培训需求的过程，通过此途径获得的培训需求更具有现实意义，可以通过后续的培训快速解决影响当前医师员工绩效的问题。

第四，选择合适的培训需求分析方法。①实地访谈法。实地访谈法是一种常见的培训需求分析方法，因其操作简单易实施被广大医院或单位所接受。②现场观察法。现场观察法是一种实地研究方法，通过对实际工作现场的考察，对员工的专业技能、工作态度、医德医风等进行分析研究。观察的主要内容包括管理行为、服务行为、人际沟通、工作流程、工作难点等。

第二节　医院员工职业生涯管理

医院职业生涯管理是专门化的管理，即从医院角度，对员工所从事的职业进行的一系列计划、组织、领导和控制等管理活动，以实现医院目标和个人发展的有效结合。医院和员工之间应该建立顺畅的沟通渠道，以使员工了解医院需要什么样的人才，医院了解并帮助员工设计职业生涯计划，为员工提供多条晋升通道，给员工在职业选择上更多的机会，并辅以技术指导和政策支持。

一、医院职业的主要特点

第一，职业发展呈链式，连续性强，职业通道相对单一。医院工作人员的职业发展呈链式联结，发展中的每一过程是一环扣一环的，各个环节之间有着明显的关系，是一个连续过程。比如，医生的职业发展要通过住院医师——主治医师——副主任医师——主任医师等过程。由于职业的连续，加之医疗专业设置的严格，这使得他们的职业通道相对单一，职业一经选择就难以改变。

第二，职位层级少。在医院中，工作人员职位层级呈少而精的扁平式结构。医生、护士、医技人员、行政后勤人员各自形成一个职位体系，每个体系中有一定的行政、技术层级，每一职位体系中的层级数量在两个到四个之间。总的来说，医院的职位层级少，不会过于复杂，每个职位的职责范围会相对更加明确。

第三，知识密集，专业性强。医院是为人民群众提供医疗健康服务的专业服务组织，医疗技术和服务具有很强的专业性，不同的疾病、疾病的不同阶段、不同的患者个体所需的医疗服务类型、方式和过程各不相同，这就要求其服务主体要具备专业性，能够提供不同的专业性服务。

医院提供的医疗服务知识含量高，表现在医院对工作人员知识结构、技术水平、从业经历及人际能力要求颇高，往往需要具有扎实的知识基础、技术专长和良好的沟通能力等素质的人才能胜任。医院从业人员的工作及其活动，都主要运用自身知识和智力资源来为客户提供各种健康服务，具有明显的知识特征。

第四，职业成长过程缓慢，职业成熟期晚，但职业晚期价值高。卫生人力资源是医院最珍贵的资源，医院工作人员的成长需要经过多年艰苦磨炼和长时间的培养，其成长的培养和管理是一个相对较复杂的过程，包括培养、分配、考核、晋升、继续教育、职业发展和奖惩等，因此，卫生人才的职业成长过程缓慢，同时，这也决定了他们职业成熟期较其他职业晚，但随着知识和经验的积累，其职业价值通常会逐渐增加，到晚期达到最高峰。

第五，职业类别多，相互置换性差，可流动性差。由于医疗服务具有很强的专业性，虽然其职业类别多，但各专业之间知识、技能要求等差异巨大，而且，医院的从业人员的成长过程、培养方向也具有很强的专业性，时间和周期长，这决定了职业类别的相互置换性差，各专业之间的流动性差。

第六，脑力和体力结合，具有高风险。医生的劳动既体现在患者的身上，又对脑力有较高要求，不能被简单地划归为物质生产劳动或精神生产劳动，它旨在生产健康，而健康需要医生在付出脑力的同时付诸于体力，因此，医生职业是脑力和体力的结合。

随着当今社会的迅速发展，各项科学技术和法律法规已日趋先进和合理，但是，医疗技术的发展难以排除治疗过程中客观因素的影响，医生这一职业同人的性命密切相关，使得在医疗活动中不允许错误出现，加之医疗大环境的制约和舆论对医患关系恶化的推波助澜，造成对医生心理和精神上的压力，这决定了其工作风险的增加，不能否认，医生已经成为充满风险的一个职业。

二、医院及员工职业生涯设计的意义

第一，员工职业生涯规划是实现医院战略人力资源管理的必然要求。要实现医院战略人力资源管理，不进行员工职业生涯规划是不可想象的。对核心人员进行合理的职业生涯规划，可以贯彻医院战略意图，有效利用现有人力资源，保证医院目标的实现。

第二，职业生涯管理是医院资源合理配置的首要问题。人力资源是一种可以不断开发并不断增值的增量资源。医院通过人力资源的开发能不断更新人的知识、技能，提高人的创造力，从而使无生命的"物"的资源充分尽其所用。特别是随着知识经济时代的到来，知识已成为社会的主体，而掌握和创造知识的是"人"，医院更应注重人的智慧、技术、能力的提高与全面发展。因此，加强职业生涯管理，使人尽其才、才尽其用，是医院资源合理配置的首要问题。如果离开人的合理配置，医院资源的合理配置就是一句空话。

第三，职业生涯管理是医院长盛不衰的组织保证。任何成功的医院，其成功的根本原因是拥有高素质的医院管理者和高水平的技术人才。人的才能和潜力能得到充分发挥，人力资源不会虚耗、浪费，医院的生存发展就有了取之不尽、用之不竭的源泉。通过职业生涯等管理，努力给员工提供施展才能的舞台，充分体现员工的自我价值，是留住人才、凝聚人才的根本保证，也是医院长盛不衰的组织保证。

第四，职业生涯管理能充分调动人内在的积极性。职业生涯管理的目的就是帮助员工提高在各个需要层次上的满足度，使人的需要满足度从金字塔形向梯形过渡最终接近矩形，既使员工的低层次物质需要逐步提高，又使他们的自我实现等精神方面的高级需要逐步得到满足。因此，职业生涯管理不仅符合人生发展的需要，而且也立足人的高级需要，即立足于友爱、尊重、自我实现的需要，真正了解员工在个人发展上想要什么，协调其制订规划，帮助其实现职业生涯目标。这样，就必然会激起员工强烈的服务医院的精神力量，进而形成医院发展的巨大推动力。

第五，能够增强员工对工作环境的把握能力和对工作困难的控制能力。职业计划和职业管理既能使员工了解自身的长处和不足，养成对环境和工作目标进行分析的习惯，又可以使员工合理计划，分配时间和精力完成任务，提高技能。这都有利于强化环境把握和困难控制的能力。

第六，有利于员工过好职业生活，处理好职业生活和生活其他部分的关系。良好的职业计划和职业管理可以帮助个人从更高的角度看待工作中的各种问题和选择，将各分离的事件结合联系，服务于职业目标，使职业生活更加充实和富有成效。它更能考虑职业生活同个人追求、家庭目标等其他生活目标的平衡，避免顾此失彼、两面为难的困境。

第七，可以实现员工自我价值的不断提升和超越。职业计划和职业管理对职业目标的多次提炼可以使工作目的超越财富和地位之上，追求更高层次自我价值实现的成功。

三、医院员工职业生涯规划管理的策略

（一）转变思维方式，树立职业生涯管理的观念

医院管理创新的本质就是要实现人本管理，而人本管理的核心就是要医院改变传统的

员工管理模式，确立全体员工职业生涯发展思想，关注、支持、鼓励员工进行个人职业生涯发展，为员工职业生涯发展创造条件，鼓励员工将个人的职业生涯发展目标与医院的发展目标结合起来。同时，医院还应通过制定一系列的政策和制度来保证职业生涯管理的实施。医院要将员工职业发展规划看作医院生存与发展所必需的人力资本投资，并将这项投资最终纳入医院人力资产范畴。

（二）成立员工职业管理组织系统

该系统主要由医院的高层管理者、人力资源部门、职业生涯委员会、职业生涯指导顾问组成。

第一，医院高层领导者。医院高层领导者是员工职业生涯发展的组织者，他们应对医院发展前景和医院人员需要发展的能力做出有效的判断，并决定如何从整体上表述职业生涯发展的内在功能。

第二，人力资源管理部门。人力资源管理部门负责医院各类职业人员的开发与管理，职业生涯发展管理是其工作内容的重要组成部分。针对医院内部不同的人员，分析其工作的特殊性，制定相应的政策与手段，并根据需要设立特殊的岗位，进行特殊的培训，设定不同的职业发展通道。

第三，职业生涯委员会。职业生涯委员会一般由医院高层领导者、人力资源管理部门的负责人、各部门首席负责人、职业指导顾问（包括内部职业生涯管理专家和外部聘请的职业生涯管理顾问）等。其主要职责是制订战略规划和实施计划，帮助人力资源管理部门协调职业生涯冲突，对有潜力的人员进行定位，对其发展道路进行观察监督，并将实施计划交由职业生涯指导顾问和各级管理者具体落实执行。

第四，职业生涯指导顾问是设立于人力资源开发与管理部门或职业生涯委员会中的一种特殊职务，由具有丰富人力资源管理知识和经验的专业人员担任，也可以由德高望重、已在职业生涯中取得显著成绩的资深管理人员担任。同时，员工的直接上级、直接下级、同级人员亦对员工的职业生涯发展起重要的作用，是员工职业生涯发展中不可或缺的。

（三）做好职业发展管理的几项基础工作

第一，工作分析要做好组织职业生涯设计，就需要在职位体系的划分上，做好基础工作。建立组织的职位体系，需要在职位族、类上做科学的划分。既要与组织结构一致，也要与职位要求一致。还需要对职位做合理的分层，高、中、初级职位的名称、数量都要明晰化。在医院的职位体系设立的基础上，要对各工作岗位进行工作分析。

每一职系中又可划分为高层正职、高层副职、中层正职、中层副职、一般人员等职类。

职系和职类的划分是为职业生涯规划提供真实的职位信息的基础。如：一些职位空缺，需要什么样的人，可以从什么职位晋升上来，有人升职了，相应岗位的空缺替补计划如何做出。一系列岗位变动的后面，对员工来说，就是职业发展的机会。

工作分析是人力资源规划的基础，能提高人力资源规划的质量；为选拔和任用合格人员奠定了基础；有助于加强职业咨询和职业指导工作，设计积极的员工开发计划；为绩效评估提供标准和依据；同时，还有助于人力资源开发与管理之整合功能的实现。

第二，绩效评估。绩效评估具体到职业管理，绩效评估的作用主要体现在：①为日常人事决策提供依据，包括员工调迁、升降、淘汰、培训、薪酬管理等方面。②促进上下级沟通，了解对方期望，从而引导员工的行为，有利于保持员工职业生涯设计时的组织绩效导向。有效的评估系统能把工作不满意和员工的流失减到最低程度。有助于制订员工的职业发展计划，帮助员工发展。

第三，人才测评。建立一套科学的人才测评系统，对于医院进行员工职业发展管理是非常重要的。职业发展最终体现为在医院需要前提下的员工职位变换，而评判员工是否具备职位所需的能力、素质和人格特征，除考察其历史工作记录之外，更现实、准确的判断有赖于人才测评方法，它是被普遍采用的一种人才选拔手段。

人才测评大致是如此运作的：接到职位空缺通知—确定是内部招聘还是外部招聘—分析空缺职位说明书，确定职位对任职者能力、素质、身体条件、个性心理等关键因素的具体要求—设计测评方法—测评—挑选。

第四，提供培训机会。随着知识经济时代的到来，终身教育已成为促进每个人职业发展的金钥匙。任何员工从一个层次上升到另一个更高的层次，由于知识和能力要求的不同，需要进行相应的培训。因此，从职业发展的角度来说，制订一个与生涯计划相配套的培训计划是一个不错的选择。

第五，轮岗与升迁。轮岗与升迁是职业生涯管理的重要内容，也是促进员工职业发展的一个主要手段。所以，医院要建立和完善员工的轮岗与升迁制度，须研究开辟多种升迁渠道，如：行政管理系列、技术职务系列、领导岗位、非领导岗位等，促进员工职业生涯目标得以实现，调动员工的工作积极性。

第七，修改生涯计划。由于环境等各方面因素的不断变化，因此，在职业发展过程中，不适应的情况时有发生。如果遇到这种情况，医院要给员工个人提供修改生涯计划的机会，让其选择新的发展道路，调整职业发展方向。

（四）加强人力资源信息管理

第一，人力资源管理的内部信息与外部信息。只有做好信息管理工作，才可能有效地进行职业生涯管理。人力资源信息系统的内容涉及两个方面：①医院的内部信息；②医院的外部信息。

医院的内部信息包括在职人员信息、离职人员信息、员工工作动态跟踪信息、职位空缺信息等。医院可以通过这些信息，及时地了解知识型员工的各种状况，对可能发生的各种情况做到有备无患。离职信息可以为本医院未来用人、留人政策的制定提供参考依据。

同时，员工个人也需要了解和掌握医院有关方面的信息，例如，医院发展战略、经营理念、人力资源供求情况、职位空缺与晋升情况等，以此作为设计自己职业发展的依据。

医院外部信息则包括卫生人员信息、卫生人才需求信息、人才供应状况信息等。在对医院内部关键人才情况知晓的同时，把目光投向医院外部，可拓宽思路，更好地制定适合本医院的用人政策。比如，同业人员信息中，薪资水平、工作时效等对员工有很大影响，这为医院的管理者在制定用人、留人政策时，提供了多种思路；卫生人才需求信息和人才供应状况信息应结合起来分析，采取适当的策略取向。

四、员工职业发展多元化通道

（一）医院职业发展路径

由于医院职业的特点，使得医院职业发展通道面临相对单一的境地。一般来说，根据医院的特点和表述的方便，我们把医院的职业发展通道分为管理路径和技术路径两类，每一类中又包含几种不同职系。

第一，管理路径。管理路径包含管理职系、医管职系、行政职系、后勤职系、财务职系等职系。管理路径适用于管理岗位和工勤岗位。

第二，技能路径。技能路径包含医务职系、医技职系、药学职系、护理职系。技能路径适用于专业技术岗位。管理路径是通过走管理岗位，承担更多管理责任来实现职位晋升；而技能路径则是通过员工在专业技术岗位上的经验和技能的提升来实现专业晋升。

（二）建立多元化职业发展通道

职业发展是激励员工发展，实现员工和医院同步发展的重要手段。医院应该根据自身的规模、人员状况、卫生行业特点、环境等具体情况，合理设置医院内部职位。在医院职位体系设立的基础上，建立多种职业发展通道，明确各职位之间的晋升和替补关系。

第一，建立职系内部晋升通道。职系内部的晋升是员工职业发展最普遍、最现实的通道。即使是管理岗位，也分为不同的专业，从岗位及专业的熟悉程度、人力资源合理使用的成本等方面考虑，员工的发展宜首选在本专业内实现。如：护理人员的发展一般遵循护士—护师—主管护师—副主任护师—主任护师这样的发展规律；财务中心负责人的职位，首先应在财务人员中产生。

第二，建立不同职系之间的发展通道。在一定条件下，不同的职系之间也可以建立发展通道。如：人力资源部负责人的职位，也可以由其他职能部门负责人平调过来，甚至可从其他专业的普通管理人员或技术人员中提拔。

第三，建立不同路径之间的发展通道。管理路径和技能路径也不是截然分开的，它们在一定阶段同样可以相通。如：完全可能从优秀的专业技术骨干中提拔医院的高层或中层管理人员。

第三节 医院员工激励管理

激励的本质是使员工产生去做某件事的意愿,这种意愿是以满足员工的个人需要为前提的。激励的核心在于对员工内在需求的把握与满足。而这种需求意味着使特定的结构具有吸引力的一种生理或者心理上的缺乏。激励就是通过精神或物质的某些刺激,促使人有一股内在的工作动机和工作干劲,朝着所期望的目标前进的心理活动。激励机制是指组织系统中,激励主体通过激励因素或激励手段与激励客体之间相互关系的总和。

一、医院人性化管理与人性化激励

激励机制必须是人性化的,是以满足员工的基本需求为基础的,医院的激励机制自然更应如此。人才激励机制实施前,需要医院了解人性化管理。

(一)人性化管理的特点与作用

1. 人性化管理的特点

同为管理方式,但是和其他管理方式相比,人性化管理有其独特之处,具体表现(图4-2)如下:

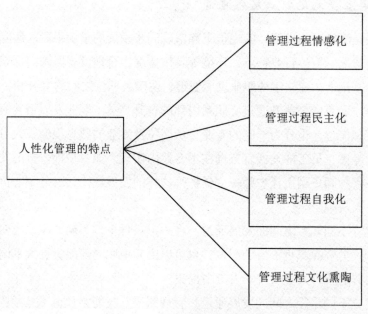

图4-2 人性化管理的特点

（1）管理过程情感化。人性化管理主张解放人性、尊重人权，践行这一主张就需要组织给予员工足够的理解与尊重。组织安排管理活动要以员工的情感为出发点，对员工的价值取向、情感需求、情绪稳定性进行全面的分析，并采取针对性的管理措施，以激发员工工作热情，营造良好的工作氛围。是人就会有感情，因此组织领导在管理员工时，要擅长打感情牌，加强和员工的联系，多肯定员工、多关心员工，提升员工的归属感，使其积极主动地投入到工作中。

人性化管理的核心是人与人之间的相互尊重、相互信任、相互理解，这与我国传统儒家思想中的"家和"文化是一致的。这种文化也被运用到现代组织的人力资源管理中，组织通过情感与员工产生连接，通过情感管理、人文关怀协调组织与员工以及管理者与员工的关系。

（2）管理过程民主化。人性化管理理念认为人是组织持续发展的动力源泉，组织的管理活动要以人为主导，因此，实行人性化管理的关键就在于如何激发人的积极性、创造性以及主动性。对人性化管理的实践活动进行总结后不难发现，员工积极性、主动性的高低取决于管理是否民主。

践行民主化管理，就要建立员工参与机制，畅通员工交流渠道。针对组织的发展和决策，组织要维护员工的发言权，鼓励员工献言献策，使员工真正参与到组织的管理中来。同时，组织领导和管理者要广泛听取员工的意见，允许并尊重不同的声音，对于员工提出的意见和建议，要及时沟通和回复，肯定员工的价值。这样才能激发员工的工作热情，增强员工归属感、责任感和主人翁意识，提高组织凝聚力。员工科学参与组织管理，不仅为组织决策提供了更多参考，还能够促使员工积极配合组织的管理工作。

组织在管理的过程中发现，要想实现真正意义上的成功，组织的经营管理活动必须由全体员工共同决策。每个员工的文化水平、工作能力、思维方式等，都存在差异，仅凭个人力量去完成工作是无法做到面面俱到的，甚至会出现以偏概全，最终导致组织失败。因此，员工与管理者以及员工与员工之间，要多交流、多合作，集中力量解决问题。

（3）管理过程自我化。在人性化管理的过程中，信任员工、尊重员工的另一重要方式是鼓励员工进行自我管理，通过自我管理，员工的自主空间将得到扩展，综合素养将得到提升。当然，只有具备一定素质的员工才能进行自我管理。

以组织的发展规划和战略目标为依据，员工自主完成工作计划的制订，并严格按照计划来控制自己的行为，实现组织目标，这就是自我管理。组织通过基于信任的感情管理，以及较为弹性的工作方式，引导员工形成与组织一致的价值观，使员工的个人目标符合组织发展需求。

员工参与工作的自主性、积极性直接决定着员工的工作效率和工作结果，而员工的自我管理能够有效提高其工作的自主性、积极性。因此，在现代管理过程中，管理者要给予员工一定的自主空间，要懂得下放权力，为员工提升自我、锻炼能力创造机会，帮助其实现自我价值。

（4）管理过程文化熏陶。组织内部形成的具有较强系统性的价值取向和行为准则，以及被集体所接受的关于个人行为的规范、标准和模式，就是组织文化。这种行为规范、标准以及模式涵盖了组织的方方面面，包括组织宗旨、规章制度、经营管理理念、发展方向、评价标准等，是组织整体价值观的具体表现。为了促进员工形成共同的价值取向，统一员工行为，使组织管理取得良好的效果，就需要对组织文化进行管理。管理主要分为两个部分，一是培育组织文化，二是推进文化管理模式。从组织文化管理的实践活动中可以发现，组织文化会对组织以及员工产生巨大且持续性的影响，决定着员工的行为方式和组织的发展。

每个员工的出身、文化水平、对世界的认知都是不同的，组织通过组织文化对员工进行人格塑造，使其价值取向、思想行为保持一致，接受并遵守组织制定的各种标准、规范和模式，为实现组织目标而奋斗。

2. 人性化管理的作用

近年来，社会经济高速发展，国民的整体素质不断提升，这为实行人性化管理打下了基础，越来越多的单位将目光投向人性化管理，加上目前我国正处于发展的关键时期，推行人性化管理，对人力资源的有效管理至关重要。

（1）改革意味着除旧创新，修改制度、完善制度也是必然，但是这也增加了人力资源管理的难度。管理者不得不对管理模式和管理理念进行革新，纷纷开始探索更加行之有效的人力资源管理方式。而主张将人作为单位发展动力源泉的人性化管理，坚持以人为本，强调对员工的理解、尊重和关心，能够有效激发员工的工作热情和主人翁意识，有利于提高人力资源管理的水平和质量。

（2）社会在不断发展，员工的需求也在不断变化，管理员工的方式也要与时俱进，单位要为员工创造良好的外部环境，促进员工创新意识、积极工作。人性化管理能够为员工营造出更加轻松的工作氛围，协调员工与领导的关系，激发员工的主观能动性，提升其发现问题、解决问题的能力。

（3）很多时候，员工的消极心理和不良情绪都来自对比他人后所产生的心理落差。比如同样的工作岗位，其他员工懒散倦怠，自己勤勤恳恳，但是收入却是一样的。这样很容易产生消极情绪，影响工作效率，甚至给单位造成损失。而人性化管理主张制度的公平公正，有助于员工人际关系的改善，提升员工的幸福指数，让员工以最好的状态面对工作。

（二）医院内部实施人性化激励的意义与必要性

1. 实施人性化激励的意义

（1）有利于增强医院凝聚力提高激励效果。人性化激励的精髓在于依据人的本性及需求，实施激励，满足人的要求，从而使员工怀着一种满意或满足的心态以最佳的精神状态全身心地投入到工作中去，进而提高医院的激励效果。实践也已经证明，医院人性化激励将会使医院员工空前团结，成为一个极具战斗力的团队，从而提高医院工作效率。

（2）有利于提高医院核心竞争力。如何提高调动人的积极性，提升医院核心竞争力，应是现代医院管理者的重要研究课题。通过推行人性化激励，满足员工各层次的基本需要，依靠人性化、差异化的激励机制培养员工的责任感、使命感和主人翁精神，把员工的利益和医院利益紧紧捆在一起，重视员工的需求和自我价值的实现，使人的积极性得到充分发挥，其结果必然是不断提高自身的核心竞争力，并在竞争中立于不败之地。

（3）有利于实现医院的可持续发展。实施人性化激励，真诚地尊重人性与关心人的发展，医院就能发现、培养和造就更多更优秀的人才，并充分调动全部人才的积极性和创造性，使其能量得以充分释放，并不断转化生成新的生产力，从而更加充分地发挥医院高智能、集约化人力资本的作用，最大限度地发挥整体人力资源的作用，奠定医院可持续发展的基础，形成竞争优势。激励是否人性化理所当然地被作为医院能否实现可持续发展的决定性因素之一，成为当前医院实现科学发展的一个重要着力点和突破口。

（4）有利于医院文化建设。实施人性化、差异化激励必然影响职工主观能动性的发挥，能充分调动人的积极性，在医院形成"积极向上、和睦相处"的工作环境，让员工怀着愉快的心情工作，形成民主的、突出个性的、鼓励创造的医院文化和制度，使医务工作者成为思想开放、有责任感、富于创造精神的自主人、文明人。最终在医院创建"院兴我兴，院衰我耻"的文化氛围。

（5）有利于缓解医患、医际、医管矛盾。由于人性化及差异化激励机制的建立和推行，医院里一定会形成一种积极向上、和睦相处的氛围，工作环境好，员工工作心情愉快、思想开放、责任感强，必定促使员工为实现促进医院发展和满足病人需求的双重目标而奉献聪明才智，把主要精力集中到工作上去，进而缓解医患、医际及医管矛盾。

（6）有利于医院员工全面发展。人是人性化激励管理的出发点和归宿点，其核心就是尊重人、发展人、培养人。人性化激励充分尊重人的个性需求和自主选择，根据员工的需要设置差异化的激励机制，让员工根据自我需要做自主选择，缺什么选什么。这样就能满足不同员工的不同需求、满足同一员工不同时期的不同需求，最终促使员工自身得到全面和谐的发展。

2. 实施人性化激励的必要性

医院内部人性化激励机制是在医院组织系统中，以促进医院和员工的共同发展为目标，以满足员工的需求为核心，在细致的调查研究的基础上，通过对医院员工的不同需求特征进行系统的分析，总结出不同的激励因素，并以此为依据设计各种激励措施和方式让员工根据自己的需要进行自主的选择，通过选择适合自身需要的激励措施，激发员工的工作积极性、主动性和创造性，进而达到激励的目的，实现医院的经营目标。这种激励机制完全打破了传统的医院单方面垂直操作调控的关系，而是一种极富弹性的协商自助式的激励机制。

人性化管理成了管理发展的新趋势，作为管理核心的激励自然也必须是人性化的。医院虽不同于医院，有其特殊的一面，但由于医院所服务的对象是病人，这就意味着医院的管理更需要人性化，其内部激励机制就更不能例外。

（1）激励机制发展的要求。管理者在实施激励时就必考虑员工的人性差异，依据其需求实行不同的激励，只有这种能满足人们个性的激励才可以称得上真正的人性化激励。在市场经济条件下，以人才竞争为主的医院竞争日趋激烈，医疗人才的流动性不断加强，医院要在这种白热化的竞争中取胜就离不开人才，医院的存亡全系于人才。因此，医院必须创新激励机制，且新的激励机制必须以满足员工个性需求为目的。

（2）人性化管理发展的要求。人性化管理的最大特点是：以人为核心，以重视人的情绪、情感和需要为基础，让员工在工作中保持愉悦的心情、满腔的热情、向上的激情，以充分发挥人的积极性、主动性、创造性。其基本特点就是尊重人的个性，满足人的个性需求。为适应人性化管理的需求，医院势必有与之适应的人性化激励机制，而真正的人性化激励机制则是以满足人的个性需求为核心，激励主体与客体之间通过激励因素互相作用。在双向交流、自主选择的基础上实施激励，绝非垂直的调控与操作关系，而应是符合人的个性需求（承认人性差异）的协商式的、自助餐式的有差异的激励机制。

（3）医院员工多种需求的必然结果。医院在实施激励时必须把握医院的现实情况，了解员工需求的层次特点和员工需求的差异性，并依靠这些焦点实施激励，只有有的放矢才能达到事半功倍的效果。

当前，医院知识型员工普遍认为的激励因素依次为薪金福利、技能发展、外界认可、工作成就、与上级关系、工作意义、工作挑战性、各类晋升、社会地位、权力授予；稳定因素有职业稳定、工作环境、同事关系、管理监督等。这反映出：①技能发展、外界认可等内容成为了激励因素，表明当代医务人员积极的价值取向；②通常认为只能保持员工工作状态的"薪金福利"却成为激励机制，反映出员工对现有的经济收入尚未满足；③通常作为稳定因素的"与上级关系"，在当前中国医院内却成为激励因素，表现出我国知识型员工特有的价值观。也就是说，当前医院员工依然有身心健康、社会交往、获得尊重、自我实现和物质生活等基本需求。既然有多种需求存在，那么实施有差别的人性化激励肯定是十分必要的。

二、医院人才激励机制的构建

激励必须从人本主义思想角度出发，以尊重和满足员工需求为导向进行激励，以争取最大的员工满意度为目标，针对不同的个体进行激励。任何有效的激励机制必须是针对不同的个体需求而综合设计的，人的需求往往是不同的，一个符合员工需求的激励行为才能引起员工的重视，使员工产生共鸣，导致高水平绩效的产生。因此，医院在设计激励机制时必须从本院员工的实际出发。认真分析员工的需求，掌握好员工需求的层次性，分析不同员工到底有何种不同的需求。并在此基础上本着人性化的观点，通过人性化的制度规范员工的行为，调动员工的工作积极性，谋求管理的人性化和制度化之间的平衡，以达到有序管理和有效管理。

（一）医院人才激励机制的意义

激励形式的运用在人才激励机制中发挥的作用是不可忽视的。物质激励与精神激励相结合的形式对于人才激励机制发挥最大效应，充分调动人才工作积极性，促进人才不断成长，加强学科建设起着非常大的作用。

满足人才物质需求是基本条件，没有它会导致人才不满，但是即使获得满足，它所发挥作用的影响力和时限都是很局限的。要持续长久地充分调动人才的积极性，不仅要注意物质利益和工作条件等外部因素，更重要的是要注意对人才进行精神鼓励。

1. 医务人才的激励机制需动态长效

人才的激励机制要时刻体现人才在不同阶段和时代所能承担的工作量及创新能力，因此要有能够时刻鞭策人才的作用，而且评价体系中的各因素要紧密相关，这就要求人才的激励要有动态性的长效机制，要根据人才的数量与质量不断予以完善。

在实施人才的激励机制时，能够定期对其设计方案进行评价，并对其中不合理的项目进行修改，以适应不同时间对人才的不同要求的需要。同时，激励机制中的考评体系要有考评周期，在固定时间周期内完成对人才的评价。再者，根据不同的岗位层次，实施分类动态的薪酬管理。同时，要根据人才的不同类型，设立适合临床型、教学型不同人才类型的绩效考评标准。医院管理层依据不同的绩效考评标准，结合绩效考核结果动态兑现薪酬，实行全员动态绩效考核。将考评结果与职称聘用、职务升降、奖励惩处等挂钩，形成待遇能上能下的激励局面，真正达到"岗变薪变""绩变薪变"的动态奖惩目标。同时，绩效考核的侧重点放在医院重点学科建设及发展上，要充分体现医院的发展战略。另外，为了稳定人才队伍，激励人才努力工作，对所有岗位的薪酬按一定的时间周期给予一个正常的增长，使得安心工作的人才都能得到一个薪酬不断增加的机会，形成全员努力工作奋进合力奋进的局面，从而保证了人力资源的持续稳定增长。

2. 为人才提供高效的可持续的发展平台

医院的人才是典型的知识型员工，无论治病救人、传播知识还是科研创新，人才自身的专业必须不断成长与发展。因此，必须建立健全人才培训体系，为人才提供完善的可持续发展的平台，以不断满足人才对知识更新和职业成长的需要。

绩效评价结果可为人才培养提供大量的与人才专业成长相关的信息，利用这些信息可帮助管理者较客观地分析人才在思想、学术等方面所处的阶段，以制定相应的激励措施鞭策人才进步。对于绩效较差的人才，经过分析后，发现是由于其所具备的知识和技能水平较低而导致工作完成不够理想，或者在能力提高过程中出现短暂的"高原现象"，就应对他们进行针对性培训，进一步提高其专业知识和技能水平；对于业绩优秀者进行激励性培养，准确分析其专业发展和研究阶段，借助合作项目或课题研究，选派其去发达国家做访问学者开展研究，进一步提升学术水平。在人才的培养中，还要充分挖掘本单位内在资源，努力创建院内培养条件，使人才培养更自主化、个性化。

（二）医院激励机制的原则

激励措施多种多样，医院基本激励的措施应遵循以下原则：

1. 物质激励与精神激励相结合

物质激励，顾名思义便是薪酬、奖金、福利等方面的可以量化的激励措施，精神层面的激励措施如荣誉、鼓励、晋升等是不可量化的激励措施。两种激励措施是一种相辅相成的关系，缺一不可。物质激励是精神激励的基础，精神激励是保持医院持续健康发展的必要措施。两种激励措施应相互结合使用，不可偏废一方。如果只重视物质激励措施，那么就会使医务人员过分看重物质，一切向钱看，当医院由于某种原因，物质给予无法满足医务人员的期望时，那么在医务人员中便会产生不安的情绪，不利于医院渡过难关；如果只重视精神层面的激励，医务人员基本的物质需求无法得到保障，失去了物质基础，医院也是不稳定的。所以，物质激励和精神激励要结合使用，不偏向任何一方，才能保证激励机制的平衡。

2. 正反向激励措施相互结合

正向激励措施达到的效果可以是使医务人员的工作积极性和创造性得到很大的提高，

也可能造成医务人员的骄傲自满，影响其工作效率。反向激励措施达到的效果可以使医务人员自信心下降，只是为了生存和生机而苟且偷生，丧失了工作的积极性，但是对于有些医务人员则更是一种鞭策，激发出前所未有的能量，可能会达到意想不到的效果。由于正向激励和反向激励都有可能产生推动力和破坏力，如何能够正确的使用两种激励措施，使医院能够朝着正确的方向发展，就是对两种激励措施要有一个合理度的把握和应用情况的正确判读。正向的激励措施是医院经常使用的，但是并不是所有的医务人员都能够很好地完成任务，这个时候便需要反向的激励措施，但是反向激励措施不可过重。能够使医务人员痛定思痛，并仍然充满信心继续努力，为了医院的共同目标更加奋发向前，这样的效果才是管理者想要的。所以在医院中，正向激励措施和反向激励措施必须合理正确使用，相互结合才能达到更好的效果。

3. 静态激励措施和动态激励措施相互结合

如果一个医院的激励措施都是静态措施，那么整体医院的激励机制一直都是一成不变的，缺乏创新和活力。而如果一个医院的激励措施都是动态的，则医务人员缺乏安全感，没有明确的目标，是医院一个很大的不安定因素。所以，静态的激励机制需要有动态的激励措施作为补充，来提高医院活力；动态的激励措施，需要以静态激励机制作为基础，提供一个稳定健康的环境。只有静态激励措施与动态激励措施有机、合理的结合，才能实现医院的不断发展。

4. 短期激励机制与长期激励措施的结合

长期的激励措施能够使医务人员长时间内保持较好的工作态度，对医院的长期发展是非常有利的。短期激励措施则能够使医务人员感受到医院的人性化管理，提高医院凝聚力使医务人员工作兴趣突增。因此，如果只是一味地重视长期激励措施，很容易使医务人员在漫长的奋斗时间中产生疲惫感；如果只重视短期激励措施，则会因没有长期的目标而心生去意，难以留住医院的核心人才。而且两种激励措施对于处于创建初期、成长期、成熟期等不同发展阶段的医院有不同的侧重。所以，医院管理者应在实际工作中，根据自身所处的发展阶段，合理地结合应用短期激励机制和长期激励机制，使医院能够较快地发展。

三、医院人才激励机制的创新

（一）重视对医务人员的情感激励

医务人员的道德责任感和事业成就感胜过其他任何一种职业的从业人员，所以很大程度上医务人员的执着更多来自于道德的激励。一般来说，医务人员所承受的工作压力是最大的，很多员工都有了心身耗竭综合征、职业倦怠、失眠、忧郁症等病症。因此，医院在员工激励方面要加强人文关怀，多为职工着想。

第一，进行心理减压。由党小组、工会、团委等组织座谈等活动，开展多种形式的减压活动，使压力得到释放。

第二，照顾职工需求。了解各层次职工的需求，特别对"三期"的女职工给予照顾，对年龄偏大的员工适当减轻其门诊工作量，对科研量繁重的职工适当给予调休，对新同志给予生活上的便利等。通过这些情感交流，能够减少员工的顾虑，激励员工更好地投入工作当中。

第三，表彰先进职工。营造"学先进、树标兵"的氛围，表彰先进个人，用先进的事迹感染员工，发挥模范标兵作用，激励员工立足本职工作，在平凡的岗位上做出不平凡的业绩。

（二）改革职称晋升机制

第一，狠抓员工业务培训。一般对新员工进行培训，因为对于医生来说，基本功是最重要的因素，狠抓基础，培养医务人员主动为患者服务的意识。

第二，制定晋升基础要求。根据各科室的工作特点来制定职称晋升的要求，不能千篇一律。提高整体技术实力，增强医院竞争力。

第三，加强学科间学习交流。医院讲究的是一个整体，所以要加强各学科、各科室的交流合作，为开展医院各项活动的顺利进行打下良好的基础。

第四，创造条件促进学习。针对不同人群职称晋升面临的压力，人事部门可以根据不同人群评职称的需求，提前提供计算机、专业培训等相关信息，为晋升人员提供科研的机会。

第五，专家把关监督。充分发挥专家的带头作用，把符合晋升人员的各项综合指标交给专家评审讨论，严格把关，提高职称的含金量。为了做到、公开公平、公正，评议结果接受全院人员的监督。

第六，奖励先进，破格晋升。对于业绩突出、在专业领域有突出贡献的人员，政策适当倾斜，提供破格晋升的机会。

第七，评聘分开，能上能下。打破职称的终身制，对于达标、病人满意度高的要提拔奖励，对于那些不达标的，可以适当进行惩罚，必要的情况下可以低聘考察。

（三）建立全面的薪酬体系

随着医院管理的不断变化，复合的薪酬模式将取代单一的薪酬模式。经济性与非经济性的薪酬有机结合构成了全面薪酬管理体系，它发挥了薪酬的整体作用，能够提高医务人员的满意度，同时增强医院的整体竞争力。

建立全面的薪酬体系，最大的好处就是保持了薪酬制度的活力，而且要与医院整体的发展战略相互适应，全面的薪酬体系包含以下几个方面：

第一，固定薪酬。固定薪酬，是指员工完成工作得到的周期性发放的经济性报酬，它具有保障性的特点，同时也应符合国家或当地政府现行的最低工资标准。

第二，可变薪酬。可变薪酬，指员工因达到某一既定的工作目标而得到的奖励，具有不稳定性。面向广大医务人员实行可变薪酬计划，能够对医务人员和医院所面临的动态环境做出灵活的反应，不仅对医务人员所达成的绩效提供奖励，而且能有效控制医院的成本开支。多种可变薪酬形式的灵活运用及由此产生的激励性，是全面薪酬战略的一个重要特征。这些可变薪酬主要包括奖金分成、慰问金和补助等。

第三，间接薪酬。间接薪酬，是固定薪酬和可变薪酬的一种补充，而不是替代者，主要措施就是实行合理的福利成本分摊。这些福利包括：①法定福利，用以保障或改善医务人员的安全和健康、维持家庭收入和帮助家庭渡过难关；②弹性福利，包括补充退休金，健康保障，为医务人员提供带薪假期，培训费报销、支付交通费用，提供班车、住房福利、饮食福利和弹性工作制等。

第四，非货币性经济薪酬。非货币性经济薪酬，包括安全舒适的工作环境、良好的工作氛围和工作关系、引人注目的头衔、上级的赞美和肯定等。

第五，非经济薪酬。非经济薪酬，实际上就是员工从工作本身所获得的心理收入，即对工作的责任感、成就感、胜任感、富有价值的贡献和社会影响力等。医院可以通过工作设计、宽带薪酬制度及组织扁平化来让医务人员从工作本身得到最大的满足。

（四）完善绩效考核体系

医院的绩效管理，是人力资源管理的重要内容，也是重要的人力资源管理激励措施，是医院在运行过程中，既要保证能够为广大患者提供优质、热情、便捷、廉价的医疗服务，同时也要保证医院的运行和发展，能够充分调动广大医务人员的工作积极性的手段，它应以经济核算为基础，通过全面管理，业绩考核，权衡与决定职工个人的绩效工资是多少。

绩效工资，又称绩效加薪、奖励工资或与评估挂钩工资，以工作岗位为主，根据岗位劳动强度、责任大小、技术含量、环境优劣确定岗级，凭医务人员的劳动成果发放报酬。绩效工资由四部分组成：基本工资、年龄工资、岗位工资、奖励工资。

绩效工资的实行，也是激励理论中的一种措施。根据现代组织学理论，激励的本质就是医务人员去做某事的意愿，这种意愿以满足医务人员的个人需要为条件。其核心在于对医务人员内在需求的把握与满足。所以医院人事部门应做好每一个职位的责权分析，制定工作说明书，为绩效考评打好基础，防止绩效工资的发放不均。

医院应建立分层次、分类考核标准。把门诊、急诊、住院、检查、手术等医疗工作量指标：把住院率、床位使用率、床位周转率、平均住院日、手术台数、诊断符合率、治愈率、抢救成功率等医疗质量和效率指标，把病人投诉率、就诊病人满意率、住院病人满意率、病历合格率等医德医风指标，把住院人数、住院人均收费、科室人均纯结余、人均收益等经济指标作为医院绩效考核的主要内容，从而使得绩效考核和绩效工资达到最公平、最合理的程度。

绩效考核还要注重目标管理，即制定考核目标，以达到目标的程度来确定奖金的调整、奖罚的依据以及晋升或降级的指标，以便养成医务人员的竞争意识和危机意识，从而提高医院的服务水平。有效的激励机制不仅可以调动医务人员的积极性，激发他们的创造力，而且可以增强医院的凝聚力和竞争力，提高医院在市场中的整体竞争能力，进而促进医院的不断发展和效益增长。

第四节　医院人才流失与引进保障策略

一、医院人员流失问题解决策略

医院作为公众基础服务机构，其人才流失不仅影响该医院正常运营，也影响其周边居民的看病情况。因此，"如何吸引人才、凝聚人才、留住人才已成为当前公立医院高质量发展过程中必须考虑的重要课题[①]"。

（一）逐步完善医疗管理体制建设

1. 加强医院基础设施建设

当今医院的发展不仅是人才等软件的发展，适宜的硬件设施水平提升工作也要同时进行，这样才能更好地为医疗业务的顺利开展提供硬件保障。特别是要加强医保和网络管理，推进智慧门诊建设，提高患者就医感受。

随着智能化产业建设的不断推进，医院也需要加快智慧医疗的建设步伐。大力推进医院物联网的建设，节约人员管理的成本，积极应用5G通信技术，与更高级别的医院加强合作，推动医院的智慧医疗体系建设，提升患者的就医感受。同时与医院沟通，落实医院

① 沐林. 某三级公立医院人才流失影响因素及对策研究 [J]. 办公室业务，2022，390（13）：143.

老住院楼改扩建工程，增加床位数量，科学设计和规划好医院的整体服务系统工程，把医院建设成"设施完善、环境美丽、流程优化、就医舒适"的人性化、现代化医院。

2. 加强医疗质量的管理

医疗质量是医院的立足之本，特别是医疗安全管理、护理质量管理、院感控制管理等，在此基础上还要充分落实国家卫健委要求的医疗核心制度中的其他项目。医疗质量管理是医院的核心工作，加强质量管理、提高医疗质量、提升患者满意度是医院生存和发展的前提，即使不涉及改制问题，加强管理体系建设也是日常工作的重中之重。借助此次改制，要着力把制约医院的薄弱环节彻底强化，把消极因素和困难瓶颈彻底铲除，向着现代化医院快速发展。

3. 进一步完善综合管理体系建设

在做好基础的医疗质量管理，充分落实国家卫健委要求的医疗核心制度的基础上，同时加强行政管理体系的建设，巩固形成基础管理制度清单和应急预案清单，使医院基础管理日趋科学化、制度化、标准化，才能为医院高效稳定运营提供制度保障。

（二）推动人才培养机制改革创新

无论是医院还是其他医院，人才培养的投入水平和重视程度，决定了该组织长期发展的动力和发展水平，并在此基础上搭建合理的人才向上发展路径，才是吸引人才、组织发展的核心动能。

1. 加强医疗业务领域的人才培养

医院要继续积极承办省级和国家级继续教育项目，定期组织院内业务讲座，开展学术交流，提高青年人才的业务能力，坚持每年选派多名医技人员前往更高一级医院进修学习。要重视护理专科人才队伍建设，继续外送培养护理人才取得专业资格证书，增强医院护理团队的综合能力。应该更加重视住院医师规范化培训工作，严格按《住院医师规范化培训标准与内容》统一制订培训轮转计划，安排到国家指定的规培基地进行规培。

2. 合理规划专技人员岗位设置

根据人才的技术专长、管理能力、学术水平，分别安排不同的重要工作岗位。将使用为本的原则贯穿于人才工作的各个方面、各个环节，为使用而培养、在使用中激励、在使用中创新。要坚持中层干部队伍年轻化，发掘提拔青年业务骨干走上中层管理岗位，参与到科室的日常管理中，一方面锻炼他们的管理能力，提供干事创业的平台；另一方面，也为医院今后的发展储备后备干部人才。

进一步提升医疗服务质量，要重点提升管理职能，完善医院制度化、规范化的职能管理，完善各类医疗质量控制体系，通过规范质量控制流程和质量监督考评体系，采用PDCA科学的管理方法，达到医疗质量的持续改进。通过加强医患沟通，构建和谐的医患关系，促进医患互信。通过完善应急预案，拓宽投诉渠道，实行主动、提前介入，积极、稳妥地处理好各种医患纠纷，努力把矛盾纠纷化解在初始萌芽状态，防止医患矛盾的进一步升级和恶化。通过完善门诊患者服务中心、住院患者服务中心、投诉处理中心工作，提高患者就医感受。进一步抓好学科建设，调整人才结构。

3. 加强人才储备实现梯度发展

根据医院发展需要做好新大学生招聘、医疗专业人才的社会招聘以及新一轮的岗位评聘工作。在编专业技术人员的人员结构已经出现倒挂现象，中级职称人员要远多于初级职称人员，说明医院此前未能做出合理的人才吸引和培育方案，因此要继续抓住人才战略不放松，抓住学科建设与人才队伍建设相结合，保证医院奋斗、发展、跨越的根本。

认真选拔有良好发展前途的中青年人才，在人财物各个方面给予重点扶持，下力气培养出一批中青年骨干，使更多的专业骨干成为有影响、有名气、有特色的专家。争取承办更多的专科学术会议，邀请知名专家讲座授课、会诊指导，拓宽学术交流平台，发挥进修学习，层级培训，外聘专家对学科建设的辐射带动作用。通过技术比武，百日竞赛，科技论坛等活动，夯实专业技能。通过人才激励竞争机制，创造条件引进和储备人才，通过打造医院学科品牌，带动医院的整体学科发展。

（三）依靠绩效考核机制的优化来激发全员活力

绩效考核是管理人员为了对员工的工作目标实施情况进行约束而建立的契约关系，对于医院而言，要立足实际，选用科学合理的方法开展绩效评价。要保障绩效考核工作的统筹性，兼顾公平性，就要鼓励考核者与被考核者都直接参与完成绩效考核的组织体系，各项考核指标的提出以及考核管理的开展，从而实现一级指标的有效分解，岗位考核指标的有效筛选，各项指标任务的有效落实，形成全员参与、及时沟通协调的科学绩效管理机制。

1. 完善考核方式发挥激励机制作用

医院还须不断改进绩效考核方式，以"多劳多得""优绩优酬"的绩效工资分配原则，坚持把绩效分配与工作难易程度、风险大小、质量好坏、任务多少、创新技术、提质增效等多重要素紧密挂钩，向临床一线科室倾斜，"以考定发"，促进公平与效益相统一，绩效工资整体发放与业务增长、技术创新、优质服务产出等成正比。但是受制于多重因素，改革进程仍不彻底，与员工期望存在差距。要在考核评价体系方面进一步优化健全，并将该体系应用于人事部门的考核当中，科学设立奖惩机制，充分体现按劳分配，提升员工的竞争意识，从而更好地推动医院整体绩效水平的提升。

2. 结合发展战略科学制定考核办法

进一步结合医院发展战略、服务定位等，探索建立两级评价指标体系，从而提升员工考核的科学性。在一级指标的设置上，可以选取业绩、能力、知识、品德等大类指标进行二级指标进行分解，细化可操作、可衡量的具体指标，例如在内科系列和外科系列科室，将传统的药占比、抗生素使用量等指标弱化，来达到减少药物使用和身体检查项目的目的，最终引导专技人员使用高技术含量的治疗手段和方法来提高治愈率和病床周转率，代替传统的药占比等业绩与能力的指标，同时传统的临床工作只是侧重于专业知识的运用。

在业务知识的考核上，也是临床专技人员非常重要的考核内容，医学是不断发展的科学，专技人员的知识也须不断更新，因此论文、论著的发表，科研的水平是专业技术人员知识能力的重要体现，人事部门要联合科教部门进行知识能力的考评，对发表优秀论文论著，取得相应科研成果的人员给予奖励，根据发表期刊的等级不同以及取得科研等级的不同，制定不同层级的奖励内容，达到激励专技人员提升知识水平的目的。

在品德的考核方面，人事部门要联合纪检监察部门、党委等部门做好专技人员的医德医风考核，近年来，医德医风问题逐渐成为社会关注的焦点，因此临床人员在日常工作中的行为表现，也成为一项重要的考核内容，对工作中受到褒扬和惩罚的行为应做好记录，根据院内奖惩条例的内容进行奖惩。指标要根据不同的岗位责任和工作性质，配置相应的考核指标等级和考核方法，从而更好地体现出各自科室的特点，同时还要避免原有单一考核体系带来的不公平、不公正等激励效果欠佳的现象。

3. 优化绩效考核机制并推进分配制度改革

根据医疗行业的特点，结合实际科学定岗定编，向人才缺口严重的科室倾斜，实行竞聘上岗，优化医院结构，提升管理效率。同时，建立科学的人工成本考核指标，并结合医院各科室实际情况，向工作量大、困难度高但收入低的科室适当倾斜，打破分配大锅饭、平均化，实现按劳分配、效率优先、兼顾公平的目标，合理调控人工成本。

在改制方案的具体研究中，要持续优化调整分配政策，使定性指标与定量指标相结合，质量指标与数量指标相结合，在政策允许的基础上，突出职工的绩效奖励，实现以服务质量、岗位工作量和群众满意度为核心的多劳多得、优绩优酬。劳务员工是医疗队伍不可缺少的一员，在改制问题上一定要合理合规地解决劳务员工身份等工作。改制后，医院将以更大力度维护劳务员工的切身利益，夯实医院团结稳定和谐发展的根本和基础。

（四）塑造并运用具有良好导向作用的医院文化

医院文化的作用不仅在于对外树立形象，更要对内增强职工对医院发展的认同感、对岗位价值的肯定、对院内集体的归属感，形成团结奋进的良好导向。要给予青年员工尊重和关心，为员工提供相对民主和自由的发展空间，及时收集和处理他们反映的意见，尽量满足合理要求，主动帮助解决实际的生活和工作问题。

定期组织参与学习和培训，不断学习新知识和新技能，增强自身责任意识，树立全心全意为患者服务的思想，并且在为患者提供服务的过程中实现自身价值。在医院的日常管理中，进一步加强文化建设，建立完善的规章制度，尊重、理解和关心员工，能够增强员工的归属感，使员工满意度提高，从而促进医院的长远健康发展。

二、医院人才引进保障策略

医院作为人才密集型医院，设置严格的人才引进考核制度，完善严格的考核制度，关注创新型和教学型人才。一个合格的医务人员不仅要具有精湛的专业技术，更要有优秀的职业道德素质。因此，医院人才梯队的建设离不开医德的培养。职业道德的培养要以自我修养为主，辅助于其他形式的教育，自觉地养成职业道德操守，遵守医院医德的规定。

建立良好的人才梯队，完善医院人才自身建设，培养本地优秀人才。针对各科室、各领域的不同特点，运用普遍培养和优先重点培养双管齐下的方式，培养出适合本地情况的专业型人才。认真完善和建立人才培养机制，投入大量资金，搞好医学继续教育。同时，着重加强中青年医生的培养，以尽快培养出各学科的专业带头人，扩充医院的人才队伍，有助于提高整体医学水平。

医院人才引进保障策略如下：

（一）观念先行是人才引进工作的基础

作为医院管理者来讲，应该要树立"政以才治、国以人兴"的理念，针对人才问题应该要树立良好的危机意识和忧患意识。树立现代人力资源管理的观念，首先，应该树立人力资源是第一资源的观念，开发人力资源要具有增值和升值的作用，能让医院的利润显著提升。其次，应树立人才资本投入优先的观念；人才作为投资客体之一，医院的财力资源和物力投入，会对人才开发的水平产生直接影响。最后，应利用竞争来选拔优秀人才，树立良好的人才战略理念。

（二）科学分析是人才引进工作的关键

要想保证人才引进工作的成功，首先就需要综合分析现有人才的职称、学科、学历以及年龄等,并科学分析拟引进人才的岗位和职务。在人才引进的初始阶段,应认真分析医疗人才的现状、现有人才的内部环境以及工作岗位的职务内容等。按照医院的具体工作情况,医院在进行人才引进时应从多学科、多层次和多方面来考虑。医院不仅需要研究型人才,同时也需要临床型人才;不仅需要学科带头人,同时也需要学科业务骨干。而医院在对人才引进时,最主要的问题就是医院需要怎样的人才来强科、强院。因此,认真分析医院人才现状就显得尤为关键。

(三)认真落实是人才引进工作的保障

制定完善的人才引进制度、构建合理的人才脱颖平台、认真落实人才引进的待遇、创造良好的工作氛围对于人才引进工作的有效开展非常关键。医院应从制度方面来对人才引进工作进行规范,针对引进人才的条件、范围、考核方式、引进渠道、人才管理及待遇等,应制定科学合理的措施,为了让人才引进能为医院提升效益,医院领导层应达成共识,从硬件方面和软件方面为人才创造良好条件。

医院应首先对学科建设进行强化,在科内人员配备和科室设备方面大力支持,并在工作政策、培训学习以及科研启动基金等方面给予一定的倾斜,让人才有事能做、有事可做;其次应加强宣传,将医院引进人才积极推荐到相关人才库,并积极开展院内外讲座、义诊、橱窗、院报以及医院网站等,进而来向患者和同行进行宣传,提高人才知名度,让人才的社会需求得以有效满足。

医院应对职工进行教育和引导,让其尊重人才、尊重知识,并对创新进行大力支持和鼓励,尤其是中层干部,应该要养成良好的引才、容才和爱才的观念。积极开展中层干部会议,告知人才引进的重要性和必要性,对引进人才的工作情况进行定期了解,医院领导应加强和引进人才的交流沟通,医院人事部门也应定期征求科室主任的意见。医院应构建良好的团队工作氛围,利用员工岗前培训、拓展训练和人才引进等来加深信任和了解。

人才引进是一个复杂的工程,对人才的评估应该结合多种因素,包括实际能力的考核、调动原因的分析、情商情况及与医院现有文化融合情况等。应该认真收集待引进人才的各方面信息,包括到其原单位调查等。只有这样,才能基本保证引进人才的实用性。

(四)创新发展是人才引进工作的未来

1. 制定科学的人才评价和引进机制

人才引进工作成功与否,在于引进的人才是否与医院的发展需求相匹配。应制定科学的人才评价体系,以知识、医德、能力和业绩为主要指标,同时规范人才评价程序,成立专家委员会,制定严格的选拔流程,审阅工作履历和业绩成果,通过专家评议确定是否引进。实行试用期制,对引进人才进行定期考核,择优聘用,从而有效防止盲目引进人才。

2. 合理使用人才，充分发挥引进人才的作用

人才引进和人才使用是一个整体。人才引进后，要创造条件给平台，提供发展机会，大胆地使用人才，发挥引进人才的"传帮带"作用，实现"引进一个人带动一个科"的目标。对于优秀的人才要委以重任，担任学科带头人或行政职务，敢于"压担子"，下达合理的工作目标。同时，建立科学有效的激励机制，对工作表现突出的人才，提高薪金，给予外出培训学习的机会，不断提高自身专业技术水平，充分调动人才引进工作的积极性，发挥引进人才的最大潜能。

3. 搭建平台引进团队

医院要改变只注重引进优秀个体的传统理念和做法，做好优秀人才群体和团体的引进规划。在医院成立新科室或者科室发展比较滞后时，可优先考虑引进优秀团队。引进优秀团队可通过多方式、多渠道进行，医院要打造引进平台，像招商引资一样筑巢引凤，吸引优秀团队。除了在招聘网站发布需求信息外，还可通过猎头来招聘人才。树立"不求所有，但求所用"的观念，针对急需的高、精、尖等紧缺实用的团队，可采取"柔性引进"方式。

第五章　医院绩效管理与体系构建

第一节　医院绩效管理的理论

绩效管理，是指各级管理者和员工为了达到组织目标共同参与的绩效计划制订、绩效辅导沟通、绩效考核评价、绩效结果应用、绩效目标提升的持续循环过程，绩效管理的目的是持续提升个人、部门和组织的绩效。"医院绩效管理是医院管理的核心内容、是医院实现战略目标进行宏观调控的有力抓手。"[①]

一、医院绩效管理的内涵与价值

（一）医院绩效管理的内涵

医院引入绩效管理是卫生事业发展与医疗卫生服务市场变革的产物，医院绩效管理的内涵，可以从以下维度理解：

1. 政府是医院绩效管理的主体

医院是由集体投资和政府举办、纳入政府财政预算管理的医院，政府作为医院的出资者，享有对应的管理权。考虑到我国的特殊国情和医院的定位，政府理应成为我国医院绩效管理的主体，即政府相关部门应为医院制定统一的绩效管理制度与标准，一方面政府的权威性能保证绩效管理措施落到实处，另一方面能为绩效管理提供一套相对公平的评价工具。

2. 明确政府的角色

随着政府对自身与市场角色认识的进一步明确，相对于市场在资源配置中的决定性作用，政府将更多地承担宏观管理的职责。基于这一认识，医院理应成为政府进行医院绩效管理的客体，一方面，政府进行组织层面上的绩效管理既能保证政府发挥应有的作用，又能保证不过度干预医院的内部运行；另一方面，组织层面的绩效可比性更强，能够发现不

---

① 朱晓瑶，尹娟. 医院绩效管理存在的难题及优化策略 [J]. 审计与理财，2023，426（01）：55.

同医院间的绩效差异与不足，进而有针对性地制定绩效改善措施。

3. 公益性与高效率并重

公益性与高效率并重是实施医院绩效管理的原则医院不同于一般医院，实施绩效管理的初衷不仅是为了改善管理方式、提高运行效率，更是为了更好地服务人民群众，满足其健康需求，因而实施医院绩效管理需要坚持公益性与高效率并重的原则。公益性要求医院以患者为导向，为患者提供高质量的医疗服务；高效率则要求医院合理运用卫生资源，实现收支平衡，两者相结合才能达到医院绩效管理的应有效果。

4. 医院绩效管理

医院绩效管理是一个循环系统。医院绩效管理应是一个包含计划、控制、评价和反馈四个环节的循环系统，且缺一不可。绩效计划是指医院绩效目标的设定，即通过绩效管理想要达到的目标；绩效控制是指了解医院绩效现状，即记录绩效管理各项措施的实施情况；绩效评价是指评估绩效管理措施实施情况，即对比分析目标与实际的差距，并寻求解决方案；绩效反馈是指将评估结果及解决问题的建议措施反馈给医院，以帮助其更好地发展。

（二）医院绩效管理的价值

理论和实践证明，医院开展绩效管理是必要且可行的，但相比于一般医院，具有特殊性质的医院进行绩效管理所带来的影响和价值是不同的。具体来说，医院绩效管理的价值主要体现在以下层面：

1. 观念层面

（1）重视绩效：绩效是绩效管理的出发点和前提，引入绩效管理后，医院便需要开始关注组织的成本收益问题，考虑如何应对市场竞争，而对于这些问题的关注与重视将改变医院原有的只重产出而不考虑投入的观念，尤其是在引入市场机制后，医院的运行效率将会进一步提升，与此同时，医院管理制度也将因绩效理念的引入而发生改变。

（2）重视患者：长期以来，因信息不对称、医疗服务的特殊性，医院或医生在医疗服务过程中处于主导地位，患者就医体验、满意度等问题未受到重视。但在绩效管理实施后，尤其是顾客导向理念的引入，医院必然要将患者就医体验、满意度等摆在十分突出的位置。一方面，是因为市场竞争的加剧导致医院或医生的主导地位发生了改变，患者在一定程度上有了更多的选择；另一方面，是医院的特殊性质要求其突出公益性，顾客导向理念恰好契合公益性的要求。

（3）重视责任：社会责任本就是医院的应有责任，无论是从制度层面还是道德层面，医院都有着不可推卸的社会责任。在市场改革过程中，由于步伐太快、制度衔接不畅等原因，大多数医院出现"过度市场化"的问题，其应承担的社会责任也大打折扣。引入绩效管理，尤其是社会责任的理念，为医院坚持公益性提供了一套可行的方案。

2. 实践层面

（1）反映医院的经营现状及存在的问题：医院绩效管理是集计划、控制、评价和反馈于一体的循环系统，通过绩效监控和评估，医院可以监控整个组织绩效运行的现状，对比目标与实际的差距发现医院在运行过程中出现的问题。换而言之，绩效管理为医院提供了一套切实可行的管理工具，让医院的管理与运行有章可循。

（2）提升医院的管理水平：虽然绩效管理并不能一劳永逸地解决医院存在的诸多问题，但其涵盖的理论体系却能在一定程度上改变医院原有的低效率、机构臃肿的状态，提升整个组织的管理水平。科学合理的绩效管理体系的建立，一方面，可以有效评估医院的组织绩效，为医院选择正确的管理者提供决策依据；另一方面，可以为政府决策提供较为全面、详细的信息，进而使医院管理更加规范和合理。

（3）促进医院改革：绩效管理重视市场化运作，强调市场机制的重要性，其关于成本收益、人力资源等的理念均是为了更好地适应不断加剧的市场竞争环境。医院绩效管理引入了市场机制，医院要在竞争激烈的医疗卫生服务市场中生存与发展，需要改革医院内部的相关规章制度，如：建立法人治理体系、进行人员编制改革等。

二、医院绩效管理的理论基础

医院绩效管理的理论体系框架建立在医院、公共部门、非营利性组织等组织的绩效管理研究上，且主要理论和方法来自医院绩效管理理论。综合相关研究成果，一般认为绩效管理的理论基础如下：

（一）行为科学

行为科学与以往传统管理理论最大的区别在于其关于人性的假设，传统管理理论大都将人视为"经济利己主义者"，人的行为的出发点便是经济利益，而行为科学却认为人是"社会人"，除去经济利益，人更是追求自身价值和愿意合群的人。具体而言，行为科学将人和人的行为作为研究对象，通过认知人的需求、动机等心理因素来认知人和人的行为规律，并希望通过这一认知来预测、调节人的行为，以调动人的积极主动性，最终实现组织目标。其研究内容一般分为四个维度：个人行为、群体行为、组织行为及领导行为。个人行为，研究对象是单个人或员工的行为，主要研究影响其行为的心理因素，主要包括动机、性格、态度等；群体行为，研究对象是群体内部或群体之间的行为，主要研究群体行为的特征、群体行为的关系等；组织行为，研究对象为组织或医院的行为，主要关注组织的变革与发展；领导行为，研究对象为组织领导者或管理者的行为，主要关注领导的职责、素养、领导风格等。

行为科学作为绩效管理的重要理论基础，其主要影响如下："社会人"的人性假设为绩效管理的人力资源开发提供了方法论的指导，即绩效管理不应仅仅关注"事"的绩效，更应关注"人"的绩效，并且绩效管理的方式应是由上而下和由下而上的结合，不应只是由上而下的"集权式"管理。目前，就医院而言，人力资源开发的重要性远甚于医院，关注医务人员的行为动机、期望等心理因素，对于加强员工绩效管理具有重要意义；与此同时，从医务人员行为角度设定考核目标，加强医院管理者和医务人员的沟通与交流，有助于更好地推动医院目标的实现。

（二）信息论

信息论最初局限于通信领域的相关研究，其后随着技术发展、人类认知的进步以及跨学科的相互渗透，信息论逐步发展为信息科学这一大学科体系。一般来说，信息论是以概率论等数理统计方法为基础，研究信息度量、获取、传播和变换等规律的科学，其关注的是广义上的通信信息领域。信息论包含三大基本思想，即形式化假说论、不确定性论和非决定论。形式化假说论，信息的简单与复杂程度往往使信息包含不同的语义，而信息不同语义的存在让信息难以有一个相同的度量标准，因而信息论为方便数理统计上的信息建模，从狭义的角度假设信息的语义、语用信息量是不变的，仅仅考虑信息的形式因素，进而使相对广泛的信息能够以数理统计的方法进行统一度量。不确定性论，信息的传递需求在于解决不确定性，即解决对方疑问的不确定性，或是请求对方帮助自己解决疑问的不确定性，因此信息传递的目的是解决彼此间的不确定性。非决定论是一种与拉普拉斯决定论相对的观点，该观点兼顾必然性和偶然性，它认为信息具有随机性，无法提前了解在什么时候选择什么信息进行传递，故而通信系统应围绕信息随机性这一特性进行设计，即面对不同的选择都能运行。

信息论作为绩效管理的一般理论基础之一，其主要为绩效管理计划的具体制订、绩效评价指标的具体选择提供方法论的指导。相较于系统论、控制论对绩效管理的整体影响，信息论对部分（子系统）的影响更大。就医院绩效管理而言，其无疑需要信息论所提供的理念指导，以绩效管理计划的制订为例，目标的建立应以"形式化"的消息为主，尽可能避免那些包含复杂含义的语义、语用因素，如：以"患者满意度提高5%"代替"明显改善患者满意度"。信息的度量与传递应尽量避免语义等方面的影响，这样才有助于更好地传递信息，也有助于更好地实现目标。

（三）系统论

系统论的基本思想在于将研究对象当成一个完整的系统来对待，从整体角度出发研究系统整体与构成系统整体的要素之间的相互关系和相互作用，从本质上分析系统的结构、功能、行为和状态，进而把握系统整体，实现最优目标。系统论强调整体与部分、部分与部分、整体与环境之间的动态联系，并认为系统具有三大基本特征：整体性、目的性和动态性。系统的整体性即研究或处理的对象应被视为一个整体或系统，各部分或各要素是有机联系在一起的；系统的目的性即一个整体或系统中的各部分或各要素之间的联系与作用是有目的性的，并不是随机任意的组合；系统的动态性即构成整体或系统的各部分或各要素之间并不是一成不变的联系，而是会呈现动态的规律性。

系统论作为绩效管理的一般理论基础，其主要为绩效管理提供了一种系统性思维，即从全局角度把握绩效管理的过程，与此同时还要关注绩效管理系统与各子系统之间的相互关系和作用。将其引申到医院绩效管理中不难发现，绩效管理并不是单纯地关注医院组织绩效、科室绩效或医务人员绩效这三者中的一个，而是将这三者作为一个有机整体看待，在实施绩效管理时既考虑彼此的独立性，同时也注重组织、科室和医务人员绩效间的联系。此外，从绩效管理的内容来看，便能发现系统论的系统思维贯穿其中，绩效计划、绩效控制、绩效评价和绩效反馈构成了绩效管理这一循环系统，四个环节既彼此独立又缺一不可，较完整地呈现了系统论的基本思想。

（四）控制论

控制论最初是一门关于研究动物和机器的控制与通信规律的学科，后被广泛应用到计算机、生理学、管理学等学科中，成为一门交叉学科。控制和信息是控制论的两大核心概念，控制论认为，控制是施控主体为了使被控主体实现某种目标或发展，通过某种手段或方法监控被控主体的运行状态，获取被控主体的相关信息，然后对比被控主体现状与施控主体目标，比较两者的差异或差距，进而形成信息反馈给被控主体，帮助被控主体始终保持向目标发展的状态，并最终实现施控主体的目标。由此定义可知，信息是控制的重要基础，获取信息、反馈信息是控制的两大重要环节，准确及时的信息有助于实现控制的最终目标。

控制论作为绩效管理的又一理论基础，其主要为绩效管理四大环节的具体构建提供了思想借鉴，尤其是绩效控制和绩效反馈这两大环节，均蕴含了控制论的核心理念。然而，虽然绩效管理的控制理念极大地吸收了控制论的思想，但管理控制毕竟不能完全等同于控制。一方面，管理控制与控制具有相似之处，首先是步骤的相似，两者均分为三个步骤，即控制标准的确立、结果与标准的比较以及纠正偏差；其次是信息反馈是两者的核心环节；

最后是两者的系统均构成了一个有组织的系统，即依环境而调整，克服不确定性，进而保持稳定状态。另一方面，管理控制与控制存在一定差异，这一差异性主要体现在控制和信息两大核心概念的范畴，控制论中的控制和信息的概念均是一般意义上的、简单的，而管理控制中的控制和信息的概念更为复杂，无论是控制工作的复杂性，还是信息流的繁杂与浩大，都远甚于前者。因而，管理控制对于控制工作要求优中取优，信息收集与处理应更加准确、及时。

（五）目标管理理论

目标管理自此诞生并逐步形成一套系统的理论体系。通俗而言，目标管理是一种以目标为导向，并围绕目标实施所开展的管理活动。目标管理和自我控制是目标管理理论的两大核心理念。目标管理是指一个组织或医院必须将自己的追求和使命转化为目标，当组织的最高目标被确立后，需要将其自上而下层层分解，形成各部门、员工个人目标，其后依据各部门、员工个人的目标完成情况进行奖惩；自我控制是指经历目标分解后，组织目标具体落实为个人目标，管理者的职责便不再是监控员工的行为，而是辅助员工实现自我控制，即授予下级一定的权限，让员工合理自由地调控自己的行为以实现个人目标。

相较于其他管理理论，目标管理理论具有两大突出特性：

第一，目标（结果）导向。目标管理相比于其他管理方法，更注重也更关注管理行为的结果，并非管理的过程控制。首先，组织或医院的目标必须明确，因为有了明确的目标才能确定各级员工的工作责任，即树立了什么样的目标则必须承担相应的责任；其次，自我控制管理取代传统的"官僚制"管理，"官僚制"管理强调上级对下级的严格控制，即下级要服从上级，自我控制管理则强调授予下级相应的权限，即下级拥有一定能力把控自己的行为；最后，将组织的客观需求分解为员工的个人目标，即员工的行为是由其个人目标决定的，而不是其他人要求他们去做的。

第二，不同职级的管理者，其工作职责不同。一般而言，高层管理者把握组织最高目标的决定权，而其承担的职责也势必关乎整个组织的生存与发展，如：组织战略调整、组织变革等；中层管理者作为中间环节的管理者，既要保证自己的目标符合高层的预期，又要保障基层管理者的目标不超出他们目标的范围，发挥承上启下的作用；基层管理者作为一线员工的亲密接触者，他们的工作职责更多的是要让员工严格遵守各自的工作标准，确保个人目标的实现。

目标管理理论作为绩效管理的直接理论基础，其主要影响如下：绩效管理的一般流程基本借鉴了目标管理的理念，绩效计划环节相当于绩效目标的确立过程，绩效控制、绩效评价也均依照目标而开展，在很大程度上可以将绩效管理视为目标管理理论的进一步发展与变革。医院绩效管理同样需要学习和借鉴目标管理的经验，一方面，从医院目标到科室目标、医务人员目标，层层分解，有利于明确彼此的工作职责；另一方面，因为医疗服务的特殊性，医务人员与一般医院员工相比，本就更具自我控制的特性，医务人员能在很大程度上自我调控行为以实现目标。

（六）成本收益理论

成本收益理论的基本思想：在比较成本与收益的基础上，医院应如何决策，以及选择何种方式实现成本与收益之间差值的最大化。

成本收益基于这样一个前提，即商品所有者通过交易获得商品带来的收入，且这一收入能够补偿生产这一商品的成本，而收入与成本的差值则代表着收益。因此，成本收益理论的一个核心思想便是追求收益最大化应成为医院或组织的最终目标，围绕这一目标，医院或组织的管理者进行决策时会表现出两大特征。首先，是自利性，即医院或组织的决策都将围绕自利而铺开。一个医院想要生存和发展，关键点在于如何使自己的收入大于成本，通过获得收益来维持医院运行，故而自利性不可避免地成为医院或组织的重要追求。其次，是选择性，即医院或组织要实现自利，必然会有多种途径或方法，如何选择是决策者需要慎重考虑的问题。如果不同的方式实现同样的收益水平，那么决策者自然不必考虑诸多选择的优劣，然而市场经济的风险性、市场环境的瞬息万变，让不同的选择必然会产生不同的收益水平，因此医院也必须比较不同的选择所能带来的收入回报，从中选择能够带来最大收益的方案。

成本收益理论作为绩效管理的又一理论基础，其主要影响如下：绩效管理吸收了成本收益理论的基本思想，强调资源的有效利用问题，其活动的开展也着眼于提高资源的使用效率。然而，对于医院绩效管理而言，成本收益理论不能完全照搬，因为医院毕竟是非营利性组织，社会收益才是医院的首要目标，而非经济收益；但在市场竞争日趋激烈的环境中，医院无疑需要提高卫生资源的利用效率，重视自己的成本问题，这一方面需要学习成本收益理论对于成本控制的相关理念和思想，以实现用较少的卫生资源投入为患者提供较好的服务的目标。

第二节　医院绩效管理的目标与环境

一、医院绩效管理的目标

归根结底，医院绩效管理的最终目标不是评选出医院之间的优与劣，而是真实地了解医院的组织绩效情况，发现其存在的问题与困境，以帮助医院更好地实现组织目标。换而言之，医院绩效管理不是目的而是一种手段，医院借助绩效管理可以更好地适应市场竞争和服务人民群众。

（一）医院绩效管理的宏观目标

我国卫生事业的社会福利性质决定了医院必然不可忽视其公益性，并且自新医改以来，医院回归公益性始终是医院改革的核心目标。传统的医院考核一般将经济运行指标作为考核依据，忽视了医院公益性指标的重要性。究其原因，一方面是由于公益性指标的难以量化性，如：合理用药、合理检查等难以通过具体的指标来衡量；另一方面则是因为医院垄断大量卫生资源，加之"过度市场化"，使其开始变相追求利润。与传统考核相比，绩效管理在经历了理论与实践的沉淀后已能为医院公益性指标的考核提供更为完善的指导，尤其是绩效管理中的顾客导向理念和社会责任理念，将有效地帮助医院衡量其公益性。

解决"看病难、看病贵"的问题既是新医改的初衷，也是医院改革的重要目标。导致"看病难、看病贵"的原因很多，既有资源配置的不公平，也有医院的不合理收费行为，前者是根本性的，后者则是直接性的。医院实行绩效管理或许不能从根本上解决这一问题，但其在解决"看病难、看病贵"问题上还是能够发挥一定作用。首先，成本收益理念将让医院改变原有的盲目"开源"以平衡收支的做法，更加关注自己的运行成本，避免不必要的资源浪费，"开源"如多开检查、处方等不合理行为的减少能够在一定程度上减轻患者负担；其次，通过绩效管理可以较为客观地评价并比较医院的整体运行情况，从政府角度来看，能够为卫生资源的合理配置提供决策依据，推动卫生资源更多地配置到需要的地方。因此，解决"看病难、看病贵"的问题理应成为医院绩效管理的主要目标之一。

（二）医院绩效管理的中观目标

医院引入绩效管理，在很大程度上是为了借鉴医院在成本收益管理方面的先进经验和方法，转变医院低效率运行的现状，让医院能够以较低的成本为居民提供较好的医疗服务，同时通过绩效管理，减少卫生资源浪费，提高资源利用效率，进而达到成本收益的最佳状态，使医院收支平衡。

新医改以来，国家鼓励和支持社会资本、社会力量进入卫生事业领域，社会办医疗机构正处于快速发展时期。社会办医疗机构由于其举办主体的性质，管理体制会更重视成本收益，也会更重视服务水平，而医院由于计划经济时期痼疾的存在，加之市场竞争日趋激烈，长此以往，在与社会办医疗机构的竞争中难免会出现劣势。在新医改政策的大背景下，医院通过开展绩效管理，引入市场机制，可以让医院逐步建立起与市场经济相适应的管理体制。一方面，医院的管理决策相比以往会更重视整个医疗卫生服务市场环境的变化，更重视患者的就医体验；另一方面，医院的人事管理将借助科学的绩效激励措施，更加突出人的主动性和积极性，最终使医院更好地适应市场竞争。

（三）医院绩效管理的微观目标

新医改以来，医院人事管理制度开始改革，"去编制"改革成为重点。然而，在编和编外人员同工不同酬问题较为突出，导致编外人员工作积极性受挫，也影响整个医院的运行效率。因此，医院引入绩效管理的一个重要目标便在于希望通过学习其人力资源开发理念以充分调动医务人员的工作积极性。就绩效管理理论而言，一方面，它十分重视个人绩效的管理，并且有一套较为成熟的个人绩效管理体系；另一方面，它强调对个人的激励，主张以个人绩效为依据，分等级、分层次进行激励，这无疑能为医院人事管理制度改革提供经验和借鉴，同时也能为调动医务人员工作积极性提供一套较为科学、合理的管理工具。

医院引入绩效管理的一个目标便在于希望通过公平、科学和合理的员工绩效管理在一定程度上改善医患关系，并且绩效管理也能为其提供有效的指导。首先，科学合理的绩效考核评价体系能够更全面地衡量医务人员的真实贡献，医务人员通过绩效的提升而获得相应的收入，会在一定程度上减少部分医务人员乱开检查、处方的行为；其次，随着将患者满意度纳入绩效考核评价体系，医务人员也会主动改善其冷漠态度，更多地为患者着想。

二、医院绩效管理的环境

（一）医院管理政策

1. 政府对医院监管政策

政府对医院的外部监管主要从医院准入条件设立、医院医疗质量管理、医疗安全管理三个方面进行。医院的准入制度表现为医院的设立、医务人员相应的执业资格取得、医疗技术的分类分级管理和大型医疗设备的准入管理。维护医院的公益性是我国现阶段构建医疗服务监管体系的首要目的。我国医院改革的任务之一是要改革医院监管机制，实行全行业监管，加强医院医疗服务安全质量监管，加强医院运行监管，建立社会多方参与的监管制度。

优化医疗卫生服务要素准入，加强医疗服务质量和安全监管，加强医疗卫生机构运行监管，加强医疗卫生从业人员监管等任务，这些将促使医院进一步做好绩效管理改革，以更好地适应新时期的监管要求。

2. 医院等级评审制度

1989年，国家卫生部发布了《医院分级管理办法（试行草案）》，标志着我国开启医院等级评审制度。医院分级管理是根据医院的功能、等级、任务、规模、技术设施条件、医疗服务质量和管理水平，将医院分为不同级别和等次的方法。该管理办法对医院等级评审工作的目标有着明确要求，即调整与健全三级医疗预防体系，充分、合理地利用卫生资源，提高医院科学管理水平和医疗服务质量，更好地为保障人民健康服务。各级医院应首先在加强管理、提高医疗服务质量和加强医德医风建设上狠下功夫。国家实行医疗机构评审制度，由专家组成的评审委员会按照医疗机构评审办法和评审标准，对医疗机构的执业活动、医疗服务质量等进行综合评价。

我国的医院评审制度采用由政府主导的三级医院评审与日常评价相结合的评价体系，根据各医院功能定位、服务任务和医疗水平的不同，不分医院背景、所有制性质等，将医院分为一、二、三级。在1989年版的评审办法中规定，每个级别的医院分为甲、乙、丙三等，其中三级医院增设特等，到了2011年的新版评审标准中，将等次简化为甲等、乙等和不合格。评审委员会根据各级医院既定的评审标准，结合区域医疗资源规划对医院进行定级、定等评价。除部分国家级医院的级别由中华人民共和国国家卫生健康委员会（简称国家卫健委）直接评定外，其他由各省级卫生行政部门评定。

新版的医院等级评审标准在关注医疗质量和医疗安全的同时，紧紧围绕医改中心任务，结合医院改革总体设计，将评价的重点放在改进服务管理、加强护理管理、城乡对口支援、住院医师规范化培训、推进规范诊疗和单病种费用控制等工作落实情况上，进一步明确提出医院评审要坚持政府主导、分级负责、社会参与、公平公正的原则和以评促建、以评促改、评建并举、重在内涵的指导方针，以医疗品质和医疗服务成效作为评审重点，将医改任务完成情况作为重要指标，围绕质量、安全、服务、管理、绩效，体现以患者为中心。

3. 现代医院管理制度

2011年2月，国务院办公厅印发《医药卫生体制五项重点改革2011年度主要工作安排》，提出了探索建立高效的医院管理体制，形成规范化的医院法人治理结构，积极推进现代医院管理制度。这是现代医院管理制度首次在政府文件中出现。目前，现代医院管理制度已成为我国基本医疗卫生制度的重要支柱之一，位置凸显。

现代医院管理制度是中国特色基本医疗卫生制度的重要组成部分。建立现代医院管理制度，要坚持以人民健康为中心，坚持医院的公益性，坚持政事分开、管办分开，坚持分类指导，鼓励探索创新，把社会效益放在首位，实行所有权与经营权分离，实现医院治理体系和管理能力现代化。

医院绩效管理的实质是以医院发展目标为导向、以医院绩效薪酬管理体系为手段，通过持续提升部门、个人的绩效管理，充分发挥员工的积极性，提高现代医院管理水平。科学的绩效管理是以组织整体目标实现为前提的动态循环过程，通过员工个人绩效的提升实现组织整体绩效水平的提高，最终实现个人和组织的共同发展，绩效管理的最终落脚点在于实现组织的整体目标。

2017年国务院办公厅出台的《关于建立现代医院管理制度的指导意见》中明确提出健全绩效考核制度。将政府、举办主体对医院的绩效考核落实到科室和医务人员，对不同岗位、不同职级医务人员实行分类考核。建立健全绩效考核指标体系，围绕办院方向、社会效益、医疗服务、经济管理、人才培养培训、可持续发展等方面，突出岗位职责履行、工作量、服务质量、行为规范、医疗质量安全、医疗费用控制、医德医风和患者满意度等指标。严禁给医务人员设定创收指标。将考核结果与医务人员岗位聘用、职称晋升、个人薪酬挂钩。建立现代医院管理制度的目标，是在坚持公益性的基础上提升医院的运行效率。

（二）医药卫生体制改革

医院改革是新医改的关键环节，医院不仅是提供医疗服务的主力，其他体系的建立和配套政策的落实也最终都要通过医院这个平台来实现。

自2009年新医改实施以来，2012年我国出台了县级医院综合改革试点方案；2015年县级医院综合改革全面推开，同年，城市医院综合改革开始试点。当前，医院综合改革工作主要围绕着改革医院管理体制、建立医院运行新机制、建立符合医疗行业特点的人事薪酬制度、强化医保支付和监控作用、推动建立分级诊疗制度、加快推进医疗卫生信息化建设。

1. 改革医院管理体制

我国医院管理体制随着改革的深化在不断进步。但就实质来看，我国医院管理体制还存在诸如"政事不分""管办不分"等多种弊端，具体体现在医院产权界定不明确，自治能力弱，决策权、人事权、分配权、经营管理权受到上级行政管理部门的限制。由于权责不清，医院国有资产的完整与安全的保护职责主体划分不明确，难以实现国有资产的保值增值。在医院内部实行院长负责制，导致院长权力过于集中，且缺乏相应的制约机制，容易出现权利滥用，时有发生随意支配国有资产的现象，这与医院所应承担的为社会提供基本医疗服务的重大责任和当前所面临的医疗卫生服务市场竞争激烈完全不相适应。

2015年，国务院办公厅出台《关于城市医院综合改革试点的指导意见》，主要围绕建立高效的政府办医体制、落实医院自主权、建立以公益性为导向的考核评价机制、强化医院精细化管理、完善多方监管机制进行医院管理体制改革。

2. 建立医院运行新机制

科学、合理的运行机制有利于增强医院适应外部变化的能力，提高资源的内部利用效率，调动员工积极性，实现可持续发展。现代医院管理制度则是医院在新型的公共治理框架下形成的政府、所有者代表与医院之间责任和权利关系以及共同遵守的一系列制度安排。

现代医院管理制度包括三个层面的问题：一是宏观层面，定义了政府如何举办和管理医院的问题，明确界定政府、社会与医院的权责和规制关系。新一轮试点改革把完善补偿机制和支付制度作为运行新机制的重点内涵，是转变政府职能、完善政府治理的客观要求。二是中观层面，定义了医院法人制度，它作为实现政府治理与医院内部管理的桥梁和纽带，是实现管办公开、政事分开的有效形式，明确界定了医院的所有权、监督权和经营权及其相互关系。三是微观层面，定义了医院内部如何运行和管理的问题，有什么样的政府治理就有相应的内部管理，通过制度或章程规范激励和约束机制，调动医务人员的积极性，满足广大患者的需求。

医院综合改革的指导意见，要求破除以药补医机制，将医院补偿由服务收费、药品加成收入和政府补助三个渠道调整为服务收费和政府补助两个渠道，建立科学合理的补偿机制。

3. 建立符合医疗行业特点的人事薪酬制度

绩效工资主要是指医院根据员工在岗的技术含量、劳动强度责任大小以及所需要承担的风险程度确认登记后，通过医院运行发展的合理的预期进行从量控制、结构调整后，以员工劳动的业绩为主要依据来核算的报酬，是一类将绩效管理与人力资源管理结合的薪酬体系。科学、合理的医院绩效工资分配制度不仅对提高员工的工作积极性和工作效率有着不可替代的激励作用，而且能有效地促进医院医疗事业的科学发展，为广大患者提供更优质的医疗服务。2017年，国家四部门联合出台《关于开展医院薪酬制度改革试点工作的指导意见》，提出探索建立适应我国医疗行业特点的医院薪酬制度，完善正常调整机制，健全激励约束机制，以增加知识价值为导向进行分配，着力体现医务人员技术劳务价值，规范收入分配秩序，逐步实现医院收入分配的科学化和规范化，增强医院公益性，调动医务人员积极性，不断提高医疗服务质量和水平。本次医院薪酬制度改革试点工作以优化医院薪酬结构、合理确定医院薪酬水平、推进医院主要负责人薪酬改革、落实医院分配自主权、健全以公益性为导向的考核评价机制为主要内容。

2017年，国务院办公厅出台《关于建立现代医院管理制度的指导意见》，提出将政府、举办主体对医院的绩效考核落实到科室和医务人员，对不同岗位、不同职级医务人员实行分类考核。严禁给医务人员设定创收指标。将考核结果与医务人员岗位聘用、职称晋升、个人薪酬挂钩。

4. 强化医保支付和监控作用

支付制度是指国家、医保或患者向医院、医生支付费用的形式及其有效的制度安排。它决定向哪个机构、以什么方式付费，支付哪些内容以及支付多少。这些决定构建了有效的激励机制，影响着卫生服务体系中每个机构和个人的行为。常规支付方式包括按服务项目付费、按服务单元付费、按人头付费、按病种付费以及总额预付等，每种支付方式有利有弊。如：按服务项目付费能激励医院提供全面、优质的服务，刺激设备更新、采用高新技术、扩张规模，但容易产生诱导需求、过度医疗等逐利行为，导致费用不合理增长；按病种付费能激励医生主动减少诱导行为、降低医疗成本，客观反映医疗过程实际消耗，控费作用强，但会产生治疗不足、推诿危重患者、抑制高新技术利用等问题。

我国实施的支付方式是按服务项目付费、按药品加成率付费。由于缺乏监管机制，处方大小、检查多少与科室绩效、医生收入挂钩，缺点暴露尤为明显。国家新医改方案要求完善支付制度，积极探索实行按人头付费、按病种付费、总额预付等方式，建立激励与惩戒并重的有效约束机制。

5. 推动建立分级诊疗制度

2015年，国务院办公厅出台《关于推进分级诊疗制度建设的指导意见》，指导综合医改试点省份和公立医院改革国家联系试点城市做好高血压、糖尿病等慢性病分级诊疗试点工作，国家卫生计生委和国家中医药管理局共同组织制定了相关技术方案。上海市作为首个试点地区，在一系列改革制度中取得了显著的阶段性成果，该成果对其他城市具有积极的影响。因此，近年来各地都可以借鉴上海市的做法和经验，加快推进分级诊疗改革，提高医疗服务的效率和质量。

分级诊疗是医疗卫生服务体系合理有效运行的结果，而不仅仅是一套制度安排。其根本目的在于实现所有患者每次都能在正确的时间、正确的地点获得正确的医疗服务。

（1）分级诊疗的条件。分级诊疗需要三个基础条件：一是有布局合理、分工明确且能相互协作的医疗卫生服务体系，且基层医疗卫生机构有能力发挥"守门人"作用；二是医保制度能对医疗卫生服务体系的发展和运行进行有效的约束和引导；三是公众和患者有理性的健康观和就医观。建议继续加强基层卫生服务体系建设，深化医院改革，完善康复护理体系，加强信息化建设，鼓励不同医疗机构密切合作；医保制度切实贯彻"保基本"理念，继续深化医保支付方式以规范机构行为，完善报销政策，引导患者合理诊疗。

（2）在分级诊疗背景下医疗机构的功能定位。在分级诊疗背景下医疗机构的功能定位应该能够"分层次、差异化、有分工、按流程、能交互"，并且要以实现各层级的功能价值回归和价值功能最大化为原则，各层级医疗机构的功能交集部分可以逐层逐级推进，体现层级间的医疗服务的差别化。因此，各层级医疗机构要实现自身价值功能最大化，需要对各级医院的功能进行重新定位，按照"田忌赛马"的逻辑，优化各层级医疗机构的医疗资源配置。

（3）建设医疗联盟体系（简称医联体）。我国各地政府部门对医疗联盟体系（简称医联体）建设做了诸多有益的探索和尝试，组建了多种形式的医联体，包括政府主导型、医疗集团型、托管管理型、医院自发型医联体等。建设整合式医联体、医疗联盟，构建多种形式的区域多层级医疗机构协作机制，可以实现区域内医院间的功能差异化发展，达到优势互补、资源共享，这是形成科学合理的分级诊疗秩序的有效途径。通过医联体平台建立大型医院与基层医疗卫生机构分工协作机制，引导优质医疗资源下沉，实行分级医疗、双向转诊，逐步实现急、慢性病分治，最终实现"大河有水，小河也满"的医疗资源配置格局。

此外，借2023年4月7日世界卫生日之际，我国提出了"优质资源下沉，人人享有健康"的宣传主题，以庆祝世界卫生组织成立75周年。未来，我国将坚持以基层为重点，以改革创新为动力，注重预防，综合运用中西医疗模式，将健康融入所有政策，实现人民共建共享的目标。构建分级诊疗的新格局，通过整合医疗资源，建立优质医疗资源下沉的机制，推动优质医疗资源的共享，提高医疗资源的配置和使用效率。

（三）医疗服务理念更新——价值医疗

2009年新医改启动以来，我国医疗服务体系、医疗保障体系以及药品供应保障体系建设均取得了明显成效，但深层次问题进一步凸显。医疗费用增长仍然过快，医疗服务"碎片化"现象仍然存在，信息、人才、检查检验等资源共享仍面临诸多瓶颈，患者在多专科、多部门的模式下接受非连续的健康服务。基层医疗卫生机构基础仍然薄弱，患者及资源过多地集中于大型医院。从国际发展趋势来看，基于价值的整合性医疗服务体系将成为未来发展的主流。

价值医疗的基本理念是追求高性价比的医疗服务，即以同样或较低的成本取得医疗质量或医疗效果的最大化。这一理念基于三个基本原则：①为患者创造价值；②综合医疗状况和医疗全流程的医疗实践；③测量医疗效果和费用。医疗质量是价值医疗的核心，主要包括三个方面的内容：一是医疗服务可及性（包括医疗可获得性、等待时间、服务能力等），二是健康结果（包括临床结果、活动能力、生产能力等），三是满意度或患者体验（包括患者满意度或就医体验、医务人员满意度和支付方满意度等）。

价值医疗的出现使得医疗服务，从追求服务数量转为追求服务质量，这对医院未来的绩效管理目标产生了重大影响。医院面临社会环境变化的挑战，需要控制医疗成本，寻求最佳、最合理的医疗价值，以价值为导向，按病种付费、按疾病诊断相关分组付费，临床路径管理，其最终导向的也是以更低的医疗成本获得更高的医疗价值。

第三节　医院绩效管理环节

绩效管理是把对组织的绩效管理和对员工的绩效管理结合在一起的一种体系，是对绩效实现过程中各要素的管理，是基于医院战略的一种管理活动。总之，绩效管理贯穿于整个管理系统，强调组织和个人持续不断地改进和提高，既重视工作结果，又看重达成目标的行为和过程，其科学性和有效性对于改善组织管理方式、激励和提高个人工作积极性等有着重要的作用和意义。医院绩效从某种程度而言是一个复合概念，包括医院医疗服务的效果、医院运行效率、医院效能、经济性、技术水平、服务质量等概念所指向的各种基本指标，是医院组织和合理利用各类医疗卫生资源治疗疾病、改善和维护患者健康水平的过程和结果，反映了对患者疾病诊断的准确性和治疗的及时性、有效性、安全性，同时也反映了在诊断治疗过程中医疗资源消耗的水平和患者生理、心理的满足程度。

医院绩效管理是医院绩效管理的方法在医院管理中的应用，是在医院管理实践中逐步形成的，在医院发展中日益受到重视的，并在医药卫生体制改革中不断完善和规范的管理方法。医院绩效管理是管理者与被管理者就如何实现医院的宗旨或某种战略目标而达成共识的过程，一般包括绩效计划、绩效控制、绩效评价、绩效反馈和绩效应用等环节。医院绩效管理分为两个层次：一是政府对医院绩效的管理，体现为医院整体绩效对政府有关卫生、健康目标的实现；二是医院对员工个人绩效的管理，体现为员工个人绩效对医院有关目标的实现。

一、医院绩效计划

（一）医院绩效计划的含义

医院绩效计划是指管理者和被管理者关于医院在未来一定时期内所要达到的绩效目标和具体实现步骤所达成的"契约"，包括以下含义：

第一，医院绩效管理的主体是政府，政府是医院绩效计划制订的管理者，医院是被管理者，同时又是医院绩效计划落实的管理者，医院员工是医院绩效计划的执行者，也就是被管理者。

第二，医院绩效计划的目标是对医院宗旨或使命的体现，不能与之偏离或背道而驰。对医院进行绩效管理是为了更好、更有效地实现组织目标，与医院组织目标相悖的绩效管理只会导致医院发展偏离正确的方向。医院绩效计划为医院活动指明了方向，也为医院资源配置和绩效评价提供了依据。

第三，从某种意义上说，医院绩效计划是管理者与被管理者达成的一种"契约"，亦可视为组织的一种制度，这就要求在制订绩效计划时应该考虑管理者与被管理者的意愿和可接受程度，以及界定双方的责任、权利和利益。

（二）医院绩效计划遵循的原则

在制订医院绩效计划的过程中应该遵循一些基本原则，这些原则主要包括以下几点：

第一，战略性原则：医院绩效计划的制订不仅要着眼于现在，而且要放眼于未来，也就是要坚持战略性原则，即要求在医院使命或宗旨、愿景的指引下，依据医院发展的战略目标和经营计划来制订医院绩效计划。

第二，协同性原则：在纵向上，要求依据医院发展的战略目标和经营计划制定医院绩效目标，不同等级医院、不同专科医院、不同性质医院、不同区域医院之间都是卫生领域互相协同的系统。在横向上，政府和医院的目标也需要相互协同，特别是政府需要为医院达成绩效目标提供全面支持。

第三，参与性原则：在制订医院绩效计划的过程中，政府必须与医院进行充分的沟通，确保政府的目标能够被医院管理者及其员工正确地理解。同时，政府还需要认真倾听医院管理者及其员工的各种意见，妥善处理各方利益，确保医院绩效计划更加科学合理。总之，通过全员参与的绩效管理沟通，确保政府和医院对医院的绩效目标、绩效指标、绩效标准、行动方案等内容达成一致。

（三）医院绩效计划的沟通

良好的沟通环境和沟通氛围，是医院绩效计划成功实施的关键。特别是政府要为医院管理者以及医院员工畅通交流渠道，在平等的原则下，让他们主动表达自身诉求。通过充分的沟通，确定医院绩效计划的关键业务绩效领域，即医院管理者为了完成医院战略目标指导下的部门任务及自身职责范围内的工作任务所必须关注的重点工作。在确定了关键业务绩效领域之后，政府与医院管理者、医院管理者与医院员工共同商定需要达成的工作目标和方案，明确不同管理者需要提供的支持，并就资源的分配决策的权限、工作协调等可能遇到的困难进行讨论。沟通的方式可以有正式沟通和非正式沟通、语言沟通和书面沟通等多种形式。医院绩效计划是政府与医院管理者以及医院员工通过追问如下问题而进行的双向沟通过程。

（四）医院绩效计划的制订与确认

在经过周密的准备、与医院管理者和员工进行多次沟通后，医院绩效计划就初步形成了，一个完整的医院绩效计划应包括医院绩效管理的环节以下内容：

第一，医院管理者和员工的工作目标与医院的总体目标紧密相连，并且医院员工清楚地知道自己的工作目标与医院的总体目标之间的关系。

第二，医院管理者和员工都十分清楚在完成目标的过程中可能遇到的困难和障碍，且明确政府所能提供的支持和帮助。

第三，政府管理者和监督者对主要工作任务、各项工作任务的重要程度和完成标准达成了共识。

第四，各方形成统一评价标准，对工作目标、实现工作目标的主要工作结果、衡量工作结果的指标和标准、各项指标所占比例的意见一致。

在医院的管理实践中，情况瞬息万变，因此，医院绩效计划在制订完成后，需要根据实际情况修改，保证绩效计划有一定的灵活性是十分必要的。

在医院绩效计划的实施过程中，仍然要保持沟通渠道的畅通，医院员工要了解自己的绩效完成情况以及工作中遇到的困难；管理者要了解自己工作的进展、被管理者的工作表现，随时做好协调工作，帮助被管理者克服遇到的困难。

二、医院绩效评价

（一）医院绩效评价的含义

医院绩效评价是指在一定时间内，政府为了解医院工作的有效性而采用一定的方法，根据医院绩效管理过程中设立的评价指标和标准对医院或其业绩、成效、成果进行衡量、比较的过程，包括以下含义：

第一，绩效评价的主体是政府或政府委托、授权的第三方组织，客体是医院。

第二，绩效评价的目的不是评出优劣等级，而是真实地获得医院绩效状况，以便采取针对性的有效措施提升医院的绩效，实现组织目标。

第三，医院的功能具有多维性。这一特点在教学医院中体现尤为明显，这些医院不仅承担着医疗任务，还担负着教学、科研、预防、康复、救灾、国际交流与合作等任务。医院绩效的评价维度不仅要包括各项功能的要求，还要考虑各项功能的比例和权重。

第四，医院绩效评价方法、指标多元化。我国医院的资产虽然都是国有资产，但举办主体却属于政府不同的部门、国有医院、事业单位，医院之间又存在等级、性质、功能、区域方面的差异，不同类别医院的绩效表现不尽相同。采用不同的指标、不同的权重、不同的方法对医院进行评价，可能会得出不同的结论。

（二）医院绩效评价指标与标准

医院绩效评价是指评定者运用科学的方法，按照确定的指标和标准对医院的绩效进行比较，并做出评价的过程。指标是指医院绩效评价的要素，标准则是指标应该达到的水平。不同功能定位的医院，其绩效指标会有所不同，即使相同的绩效指标，其达到的水平也会有所差异，也就是说我们不能用一个绩效指标体系和标准评价所有的医院，否则得出的结论就是不科学和不合理的。绩效评价是绩效管理的核心，而科学、合理的指标体系和标准又是绩效评价的核心。

1. 确定医院绩效指标的原则

第一，目标导向原则。绩效指标是评价标准与价值导向的表现形式，它能够给行为主体带来某些有利的结果，具有明显的导向作用，所以，科学、合理的医院绩效指标可以引领医院管理者及其员工提高工作质量，提升工作效率，从而实现医院发展的组织目标，完成国家和社会赋予的医院的使命。

第二，公开公正原则。医院绩效指标既要能够反映医院的所有工作情况，又要突出医院的功能定位。绩效指标是用于比较、评价的，而评价的结果通常与医院的利益密切相关，因此，只有公开绩效评价的指标和标准、评价的过程、评价的方法、评价结果的应用等，才能保证绩效评价的公平公正。

第三，SMART 原则。SMART 是具体（specific）、可度量（measurable）、可实现（attainable）、现实（realistic）和有时限（time-bound）的简称。这一原则要求医院绩效指标应该是针对具体的而不是抽象的活动；能量化的尽量量化，不能量化的要行为化，信息、数据是可以获得的，而不是主观判断或是对行为的描述，或信息、数据无法获得；是在一定时间内通过努力可以实现的，而不是时间过长、目标过高或过低；是可以证明或可以观察的，而不是假设或不可观察或不可证明的；是有明确时间限定的，而不是模糊的时间限定。

2. 确定医院绩效指标的具体要求

（1）指标界定清晰，含义明确绩效指标界定清晰、含义明确时，不会产生不同的理解。此外，绩效指标对所反映情况准确度的要求是相对准确，而不是精确，如果绩效指标非常精确，而资料无效或不可获得，评价也就失去了意义。

（2）指标的针对性和可理解性绩效指标是对某个特定绩效目标的反映，例如，病床使用率是对医疗工作效率的反映，而后者又是对医院整体效率的反映。同时，绩效指标力求通俗易懂，避免艰涩的专业术语表述。

（3）指标的涵盖范围和时效性绩效指标具有引导作用，如果设立的指标不能体现医院宗旨或战略目标，那么相关工作就不可能很好地完成，所以，绩效指标应尽量覆盖医院工作的各个方面。此外，有些绩效指标的改变需要较长时间，同时也不要被短时间内某些指标的改善所迷惑。

（4）指标应与组织目标相关联，不鼓励与组织目标相悖的潜在行为绩效指标应该与医院发展战略相匹配，有的指标可能会诱导一些潜在行为的发生。因此，某些绩效指标不宜单独使用，而要综合运用，潜在行为是绩效指标设立时应该认真考虑的问题。

3. 医院绩效指标体系的构建

（1）医院绩效的基本指标。以经济（economy）、效率（efficiency）和效能（effectiveness）为主的"3E"评价法基础上，于1995年提出了绩效测量指标应该包括上述三个层面。其后，在新公共行政学派的完善下，该评价法加入了公平（equity）指标，于是，"3E"指标变为了"4E"指标。

第一，经济/成本指标。经济指标是指政府投入医院的资源量，说明花了多少钱；成本指标是指医院生产医疗服务所消耗资源的货币表现，可以较好地说明预算和实际成本之间的差距，但不能说明服务的效率和效果。经济/成本指标要求医院以尽可能低的投入或成本，提供与维持既定数量和质量的医疗服务，绩效评价中一般不单独使用。

第二，效率/生产力指标。投入/产出值称为效率，产出/投入值称为生产力。手段或方法是效率重点关注的问题，它是以货币形式表现的，其计量方法有单位成本能提供的产品或服务数量、单位产品成本或服务成本。效率指标一般包括服务的供给、活动的执行、服务与产品的数量、服务的单位成本等。

第三，效能/质量指标。效能通常是指公共服务实现政策目标的程度，它关心的是目标和结果，反映的是实际情况是否得到改善，也就是反映组织提供服务的影响和质量，观察服务是否达到预期目的，通常以产出与结果之间的关系加以衡量。效能可分为两类：一是现状改变的程度，二是行为改变的幅度。在衡量效能时，负面影响也应该包括在内。质量指标说明服务是如何提供的，包括时效、可获得、礼貌和公平等。

第四，公平指标。公平作为衡量绩效的指标，它关心的主要问题是接受服务的群体或个人是否得到公平的待遇，需要特别照顾的弱势群体是否得到更多的社会照顾。

"4E"指标是一个整体，任何一项评价指标都不能缺少。我国公共部门的绩效评价工作在"4E"指标的基础上进行了一些改善和细化。但是在实际过程中仍然存在一些问题，由于行政组织是一种特殊的公共权力组织，其生产提供的公共产品或服务具有一定的非竞争性和非排他性，这种不同于商品的特性使其不可能形成一个反映其生产机会成本的货币价格，这就带来了对其数量进行正确测量的技术上的难度。因此，如何在"4E"指标的基础上，即在兼顾经济、效率、效能、公平的前提下，量化各个考核指标，确保公共部门绩效管理的规范化、明确化，尚需要进一步研究。

制定医院经济运行绩效评价指标时，在结合公共部门绩效管理的同时，也需要考虑医院的特殊性。医院绩效管理的目的在于服务医院管理和发展两个方面，提高医院的运行效率、提升医院员工的职业技能、推动医院的良性发展，最终使医院和员工共同受益。一个好的绩效评价指标将对员工起到积极的激励作用，激励员工采取有效的工作方式，放弃或改善无益的工作方式；帮助员工认识自己能力的不足，并予以改善和提高；还可以帮助管理者确认管理方法是否有效，或选择更有效率的管理方式。

（三）医院绩效指标体系构建的探索

1. 构建医院绩效指标体系的步骤

（1）建立医院绩效指标库。绩效指标库应尽量涵盖医院各方面工作。根据医院绩效指标制定的基本要求，将经济、效率、效能以及公平作为医院绩效指标的一级指标，将能反映一级指标的方面或内容作为二级指标，将能反映二级指标的具体事项或工作作为三级指标。就目前我国医院绩效指标体系的建设而言，还有一些体现医院非营利性的信息至今没有设立指标或没有收集，如：医院结余处理、医院营利性项目和非营利性项目、医院员工的（实际）年薪等。

（2）根据评价的目的选择不同的绩效指标。对不同等级、不同功能的医院进行绩效评价时，选择不同的绩效指标和权重。可以采用分级分类绩效评价体系：不同等级医院进行分级评价；同级不同功能定位医院进行分类评价。

（3）确定不同绩效指标权重。影响医院绩效指标权重的因素有绩效评价的目的、评价对象的特点、评价倡导的价值和价值取向。一般根据绩效指标在指标体系中的重要性，评价的目的（如：重点专科、排行、评级）和评价对象赋予相应权重。具体方法有经验法、德尔菲法、权值因子判断表法、排序法等。

（4）确定绩效指标的标准。绩效指标标准确定的依据有计划标准、历史标准、客观标准和经验数据标准。绩效指标标准确定的方法有等级描述法、预期描述法、关键事件法、加减分法、规定范围法。

2. 医院绩效评价模型

医院绩效评价模型包括五个维度，分别为社会功能、医疗服务、医疗质量、患者安全、管理与发展。

（1）社会功能维度。社会功能主要包括两个部分：①社会机构的普遍功能，即向社会提供的服务项目和服务量；②作为国家事业性单位，医院需要提供免费的公共产品，如：突发公共卫生事件的救援和支持等，教学医院还需要提供临床教学服务、住院医师规范化培训等。

（2）医疗服务维度。医疗服务是指在医疗机构内部为患者提供方便快捷的基本医疗服务，让患者享受到优质高效的医疗服务。医疗服务维度主要包括患者合法权益、医德医风、服务环境和服务流程、医疗服务的连续性、医疗服务的可及性、医疗服务费用及患者与员工满意度等方面。其中，患者合法权益体现了以患者为中心的服务理念，如：制定保障患者合法权益的相关制度、建立可保护患者隐私的设施与管理措施等，这在保障患者权益的同时，也为患者提供了便利的就医环境。保持医院环境的干净、整洁，使患者在医疗服务过程中产生良好的就医感受；优化服务流程，缩短患者的等待时间，优化患者就医体验。医疗服务的连续性是从患者的层面出发，为患者提供连续的医疗服务。医疗服务的可及性则是指医院从时间和地理位置、经济承受能力上尽可能广泛地为患者提供可及的基本医疗服务。患者满意度更加体现了以患者为中心的服务理念，患者作为消费者，其付出的成本最大，是生命成本，因此患者应作为医疗服务评价方的重要组成部分。

（3）医疗质量维度。医疗服务属于无形产品，而产品都有一个共同的属性，就是质量，该维度主要包括住院质量、手术麻醉、护理质量、医院感染、医疗技术和检验，以及临床路径和单病种质量控制等内容。这些内容均体现了医疗质量。

（4）患者安全维度。安全是一个永恒的话题，安全与质量并行，特别是关系到人们生命健康的医疗服务，更需要注重患者安全。患者安全维度包括安全制度、医疗安全、护理安全、用药安全和设备设施安全等内容。

（5）管理与发展维度。在宏观的指导方向上，需要一个高度概括的维度去对医院运行的绩效进行评价，即管理与发展维度。通过管理与发展维度，可以提高医疗质量，使医疗服务更加人性化、更加以患者为中心，还可以使患者安全目标更加完善，安全事故发生率逐渐降低；提高医院的运行效率，确保构建一条更加高效优质的实现医院管理目标的路径。

三、医院绩效反馈

（一）医院绩效反馈的含义

在一个良好的绩效管理体系中，良性的绩效反馈是确保绩效管理可持续发展必不可少的重要内容。宏观上，它是对医院整体目标实现程度的反馈，也是医院在运行过程中及时进行调整的依据；微观上，它包括医院对科室、科室对员工的反馈。正确运用绩效反馈这一标尺，能在政府、医院和员工三者间形成良好的互动，以促进三者的共同提高。在进行绩效反馈前，首先要进行绩效评价。其目的在于鼓励、帮助医院及员工实现医院、科室的工作计划，提高医院的整体运行效率，促进医院与员工的共同发展。

医院绩效评价是一种动态、综合性评价，其权威性、公允性较强。将其结果在一定范围内对社会公众披露，有利于政府主管部门加强对医院的监管，成为财政、物价和医疗保险等部门制定相关政策和进行评价监督的决策依据；同时，其结果也可成为社会公众和医疗消费者了解和评价医院实力、技术水平、服务质量和信誉的重要渠道和信息来源，为医疗消费者选择医院提供比较公平、可靠的信息。医院绩效评价工作无论是对政府还是对医院都是重要的工作，因此，医院绩效评价指标体系的规范化、评价方法的程序化将是一个不断完善、持续改进的过程。

医院绩效反馈是指将评价的结果反馈给医院，医院反馈给员工，肯定被评价者取得的成绩，针对评价中发现的问题，寻找绩效没有完成的原因，帮助被评价者采取改进措施，促进其完成绩效。绩效评价是一个持续沟通的过程，因此，管理者要针对评价的结果适当调整发展目标，改进工作方式，提高组织工作效率和员工工作能力。

绩效反馈是医院绩效管理中不可或缺的一环，及时、准确的反馈是政府、医院及其员工不断提高绩效水平的重要条件。如果没有及时、准确的反馈，医院及其员工往往无法真正了解自己在实际工作中的表现，也无法对自己的行为进行修正，从而无法逐步提高工作业绩，甚至可能丧失继续努力的动力。有学者认为，缺乏及时、真实、具体的反馈是组织和员工个人绩效不佳的普遍原因之一。

（二）医院绩效反馈的作用

医院绩效反馈是绩效管理者对评价对象在整个绩效管理周期内的工作表现及完成情况进行的全面回顾，有效的医院绩效反馈对医院绩效管理起着至关重要的作用。

第一，医院绩效反馈有利于各方就绩效评价结果达成共识。绩效反馈在绩效评价结束后为评价双方提供了良好的交流平台。一方面，管理者要如实告知被评价者绩效评价的结果，使其真正了解自身的绩效水平，并就评价结果进行深入的探讨，分析绩效完成和没有完成的原因，让被评价者正确看待绩效评价结果；另一方面，被评价者也可以就一些具体问题或自己的想法与管理者进行交流，指出绩效管理体系或评价过程中存在的问题，解释自己完成或没有完成预期目标的主要原因，并对今后的工作进行计划与展望。医院绩效反馈为政府与医院管理者及其员工建立起一座沟通的桥梁，有利于双方在医院绩效评价结果上达成共识，让被评价者拥有知情权。适当的沟通不仅可以有效地降低评价结果不公正所带来的负面效应，而且可以通过不断完善绩效评价，提高医院绩效管理水平，进而提高医院绩效评价结果的可接受性。

第二，医院绩效反馈有利于被评价者了解自身取得的成绩与医院绩效管理的环节不足。绩效反馈是一个对绩效水平进行全面分析的过程。通常，当被评价者取得成绩时，政府和医院管理者应给予被评价者认可和肯定，可以起到积极的激励作用。此外，政府和医院管理者也要让被评价者认识到自身在知识结构、能力结构等方面的不足，并提出改进绩效的建议。通过医院绩效反馈，被评价者既获得了鼓励，又发现了不足，从而为进一步提升绩效水平奠定了基础。

第三，医院绩效反馈有利于绩效管理水平的提高。绩效反馈的目的在于通过完善绩效管理，促进组织和员工绩效水平的提高，从而实现医院的组织目标。即针对被评价者当前绩效存在的不足，反思绩效管理的科学性、合理性，提出被评价者绩效改进计划，为下一个绩效管理周期的工作开展提供帮助和指导。医院绩效改进计划对于绩效不佳的医院及其员工尤为重要，如果政府和医院管理者不能予以充分重视，被评价者自身也就缺乏绩效改进的动力，不去分析绩效没有达成的原因，进而很难发现改进绩效的有效途径和方法，其绩效也就无法进一步提高。另外，如果被评价者能够参与医院绩效改进计划，那么医院绩效改进计划更容易为被评价者所接受，有利于医院绩效改进计划的贯彻落实。

第四，医院绩效反馈能够为医院发展和医院员工个人职业规划提供必要的信息。促进医院员工的个人发展和医院的整体发展也是医院绩效管理的目的之一，因此在绩效反馈阶段，政府和医院管理者应当鼓励医院及其员工讨论组织发展和个人发展，了解与医院发展相关的前沿信息，为员工的继续学习提供支持，形成不断学习、不断发展的良性氛围。

第四节　医院绩效管理优化体系

医院要想获得长远稳定的发展，就需要重视绩效管理工作方式和内容，在提升医院综合服务质量的同时，对医院整体经营管理成本进行有效控制，进而达到降低医院整体运营成本和管理资金的目的。"通过完善的绩效管理体系，对发展医院长远规划和战略目标，都具有重要的作用。"[①]

一、绩效管理体系优化的原则

（一）以战略为导向的原则

绩效目标的建立需要以战略目标为导向，才能促进医院发展，实现战略。以战略为导向，将其分解到医院各个层面中去，从上到下进行战略贯彻落实，才不会使员工的努力方向和医院发展方向背道而驰。医院应该以评审的要求为导向，在绩效管理重建中遵循"以评促建、以评促改"的方针，树立"以病人为中心，持续改进"的理念。

---

① 黄冬妮. 新形势下公立医院绩效管理体系的优化策略研究 [J]. 质量与市场，2023，328（05）：166.

（二）以 SMART 原则为基础的原则

基于目标管理的SMART原则，对于促进医院绩效管理体系建构的科学化、规范化具有重要借鉴意义。在制定绩效指标时要遵循SMART原则，一是Specific，明确的目标性原则，绩效评价要针对的是明确的具体目标，而不是含糊不清的；二是Measurable，可度量，指标是可以数量化的和可以衡量的，评价的数据或信息是可以获得的；三是Attainable，可实现的，绩效指标是大多数员工经过努力是可以实现的，避免目标过高或过低；四是Relative，相关性，绩效指标必须与员工具体工作是密切相关，避免无关要素；五是Time-bound，有时限的，完成绩效指标要有明确的开始和截止时间，要有适合的时限。

（三）遵循社会效益与经济效益兼顾的原则

医院经验耗资巨大，医院要生存和发展，所以其必须考虑经济效益。然而，作为国家医疗卫生服务系统的重要组成部分，为群众提供优质的医疗服务，医院责无旁贷。所以考虑其社会效益同样重要。

二、医院绩效管理体系优化的内容

（一）绩效管理体系优化的前期准备

在医院绩效管理体系优化前，须做好前期准备，保障绩效管理体系优化工作的顺利进行，包括以下几点：

第一，医院领导层的推动及动员。医院高层领导的支持和推动是医院绩效管理体系有效运行的最重要的保障。高层领导渗透到绩效管理体系各个环节。医院首先要通过院长来主导变革，然后从副院长开始推动，明确医院的使命、社会主义核心价值观、愿景、战略，创建战略地图。医院整个领导层促使各个医院科室共同协作，不断沟通医院战略，使所有员工明确奋斗目标。然后开展员工动员工作，医院在进行绩效体系优化前，应开展员工动员大会，由院长进行动员，明确此次改革的目的、绩效体系成功运行后的益处、实施计划等内容，以实现全院员工思想的统一，为大家建立信心、鼓舞士气。

第二，开展工作分析并编制岗位说明书。医院的工作想要有序地进行，就必须对各类工作人员的任职资格条件、能力素质以及如何配置等进行研究，以保证医院各项工作任务的完成，员工个人能力的全面发挥。工作分析也叫岗位分析，它是实施绩效管理体系的重要前提。就是对医院各个岗位的设置目的、任务与职责、工作内容、隶属关系、工作环境、任职资格等相关信息进行收集与分析，对该岗位的工作职责进行明确界定，确定胜任该岗位人员的素质、知识、技能要求。依据说明书可以判断员工是否适合该岗位，是否需要培训或岗位调整，并成为绩效考核岗位价值评定的依据。

第三，实施阶段包括进行工作分析和信息的收集和分析。工作分析实施工作可以先找试点岗位。综合运用工作日志法、访谈法、现场观察法相结合的方法对试点岗位进行相应的岗位信息收集。由人事科工作人员辅助其本人编制相应的岗位说明书，再由其上级进行修改完善，形成初稿。最后由组建的岗位分析工作团队进行开会讨论，以确定最终的岗位说明书。

（二）建立医院绩效管理体系框架

医院一直以来都没有一个完善的绩效管理体系，所以医院要达到提升绩效管理水平的目的，需要建立一个完善的绩效管理体系。医院的绩效管理体系包括以下内容：①医院的使命、社会主义核心价值观、愿景和战略对医院绩效管理具有规范和导向作用，是构建高效的医院绩效管理体系的基础。②医院绩效管理的四个环节。医院绩效管理环节包括医院绩效计划、医院绩效监控、医院绩效评价和医院绩效反馈四个环节，缺一不可，并且四个环节是一个完整的循环。绩效计划包括医院、科室、员工三个层面的计划，绩效监控包括绩效沟通和绩效辅导，绩效评价包括评价主体、评价方法、评价周期，绩效反馈包括绩效反馈面谈、绩效申诉、绩效评价结果运用。

（三）绩效计划优化

1. 以战略为导向，设计合理的绩效评价指标

医院绩效计划缺乏战略导向性，因此首先要以战略为前提建立绩效计划体系框架，明确绩效计划的内容。然后通过绘制战略地图，设计合理的绩效评价指标，形成医院、科室、个人三个层次的平衡计分卡，使医院战略目标明确落实到各个层次上面。主要包括以下几个步骤：

（1）建立医院绩效计划体系框架。通过明确医院绩效管理体系框架，针对医院的实际情况建立医院绩效计划体系框架，使得绩效计划的制订更加科学。医院绩效计划缺乏战略导向，然而以战略为导向建立绩效计划才能真正地实现医院目标。所以，在医院的使命、社会主义核心价值观、愿景和战略的导向性作用下分层次建立医院目标、科室目标、个人目标，才能将医院战略层层进行分解，不断细化到科室绩效计划，再到员工绩效计划当中去，使得整个医院上下目标一致。然后需要选择绩效管理方法将目标以具体的评价指标呈现出来。最后是对各个指标进行权重设计和目标值的设定。

（2）设计医院平衡计分卡。设计医院平衡计分卡首先要绘制医院战略地图。绘制医

院战略地图是为更好地将医院战略目标通过平衡计分卡进行分解，使得医院整体、科室、员工三者的目标能够统一。平衡计分卡最初是国外学者针对医院组织开发设计的，分为四个维度，即财务、客户、内部业务流程、学习与成长。结合我国医院所处环境，对相关层面做一些调整，使其更加适用。本书借鉴国内专家学者提出的理论，即将原本平衡计分卡的四个层面变成三个层面，即利益相关者层面、实现路径层面、保障措施层面。利益相关者层面对应财务、客户维度。实现路径层面对应内部业务流程维度。保障措施层面对应学习与成长维度。根据医院战略目标基于优化了的平衡计分卡的三个层面绘制医院战略地图。

医院的战略地图详细地对医院整体战略进行了描述，为评价指标的制定奠定了基础。医院现行绩效考评所采用的指标大多都来自各项规章制度，数量杂多不成体系，不能突出绩效指标的关键性、导向性、通用性。医院制定考核指标是通过查阅相关文献、咨询相关专家及研究具有先进经验的医院实施的指标后，并以国家相关管理部门发布的规范性文件为基础，结合医改相关文件的精神及医院在过去实施中具有一定意义的指标，在平衡计分卡的几个维度基础上，采用关键绩效指标法，共同形成医院的绩效评价指标库。

（3）设计科室平衡计分卡。设计科室平衡计分卡，首先要绘制科室战略地图。医院由多个种类的科室组成，包括临床科室、医技科室、职能科室，所以要有针地对的对各个科室进行战略地图的绘制。首先，以医院战略地图为基础，根据具体科室情况建立科室战略地图，下面以心血管内科为例，建立科室战略地图。作为三甲医院心血管健康监护分中心，医院心血管内科的发展前景良好，所以科室目标倾向于打造院级最强科室，并在该地区具有品牌影响力。因此，在制定战略时，更加注重科室品牌形象、医疗质量及服务水平等方面。科室战略地图制定完成后，须将科室战略目标进一步明确，根据医院绩效指标、目标值、科室职责建立科室平衡计分卡，下面仍然以心血管内科为例，建立科室平衡计分卡。该科室注重品牌形象的提升和医疗服务水平的提高，所以在相应权重的分配上都有所倾斜。

（4）设计个人平衡计分卡。医院战略目标，最终都会落实到每位职工身上，所以在完成科室平衡计分卡之后，就是要建立员工平衡计分卡。员工平衡计分卡的建立是在科室战略地图和平衡计分卡的基础上进行的。其需要结合工作分析，来建立指标库，最终形成员工平衡计分卡。

2. 提高员工参与程度

医院在制订绩效计划时，员工参与度不够，导致医院目标与员工个人目标一致度不够，使得绩效管理效果大大降低。医院可以采取以下措施来提高其员工参与度：

（1）在制订医院、科室、个人绩效计划时，让医院职工代表参与制订。医院在制订绩效计划时，应由医院高层负责，人事科牵头，各个科室及职工代表进行参与。这样才能使医院发展目标与个人发展目标有更高的契合度，员工在完成个人绩效目标时，也能更好地完成科室、医院的绩效目标。

（2）提供通畅的反馈渠道。仅靠职工代表来参与绩效计划的制订是不够的，应让全院职工参与进来。医院应采用反馈的形式，使更多员工能够参与进绩效计划的制订过程。当绩效计划制订初稿出来后，及时进行公示，公示期间全院员工都可以向医院提出反馈意见。明确人事科为受理部门，让反馈渠道更加通畅。

（四）绩效监控优化

绩效监控阶段耗时最长，需要关注的内容也很多。管理者要根据绩效计划的内容，对员工进行监控。一是监控员工的行为，二是监控员工绩效目标的完成情况。需要定期或不定期地与员工进行绩效沟通，充分地与员工进行交流，对员工工作情况进行有针对性的绩效辅导。针对医院在绩效监控阶段存在的不足，改进如下：

1. 采取多种绩效监控方法

医院应明确多种绩效监控的方法，管理者利用这些方法进行绩效监控，才能高效地完成绩效的全面监控，有利于医院绩效目标的完成。可以采取书面汇报、绩效会议、走动式管理三种方法。书面报告的方法要求绩效计划执行者定期或不定期进行书面汇报。医院应要求员工完善工作日志，并将绩效完成情况进行定期书面提交给上一级，如：周报、月报等。对突发情况或影响重大的事项进行不定期书面报告。绩效会议的方法要求医院领导与员工以正式会议形式进行，讨论的问题是针对绩效方面的内容。会议要注意前期的准备工作，即需要讨论和解决的问题，并进行充分的沟通，达成一致的解决方法。走动式管理要求医院各个领导进行实地考察。仅仅听下属汇报，不能全面掌握绩效计划的执行情况，管理者应当常到临床科室走动，才能更直接地发现问题。通过非正式的沟通和实地观察，才能及时掌握临床一线情况，同时也能复核下属的汇报情况是否属实。

2. 进行有效的绩效沟通

（1）在绩效计划完成过程中，管理者需要了解更多的员工工作情况信息，员工也需要了解自己表现情况以及该做什么，这就确定了绩效沟通的必要性。医院应通过正式沟通和非正式沟通两种方式进行绩效沟通。正式沟通包括正式的书面报告、一对一会谈及团队会议的形式。通过正式沟通，医院能够更加方便地了解员工工作情况，沟通资料也更容易保存。

（2）正式沟通方面，医院可以采用员工提交总结报告和管理者与员工一对一正式面谈的方式进行沟通。但正式沟通需要占用大量工作上的时间，并且很多员工不愿意吐露真实想法。所以在此基础上，医院管理者进行非正式沟通，也是很有必要的。与正式沟通相比，非正式沟通更加灵活，如：利用医院食堂的就餐时间进行沟通，每天到临床一线与员工进行短暂的交谈等。医院职工能在放松的情况下表达自己的看法，提高了信息的真实性。但非正式沟通的沟通时间受到限制，不能深入了解员工的工作困境，沟通资料也难以保存。所以，根据医院的实际情况，其可以采取正式沟通和非正式沟通相结合的方式进行沟通，以达到想要的效果。

（3）建立师带徒制度，优化绩效辅导机制。在绩效监控中，为避免员工偏离绩效目标，就要对员工进行及时的帮助，以保证其能更好地完成目标任务。医院应建立师带徒制度，明确上级医师的职责，采取多种奖励措施，让"师带徒"制度有效地实施，达到绩效辅导的效果。同时，医院应优化绩效辅导机制，在员工需要的时候进行绩效辅导：一是通过绩效监控和绩效沟通，发现员工工作的不足；二是选择绩效辅导方式，如提供指导还是提供培训机会，解决相关问题；三是绩效辅导工作结束后，及时汇总绩效信息。

（五）绩效评价优化

医院绩效评价是对医院、科室、员工三个层次进行评价，其是医院绩效管理的核心环节。医院绩效评价能够帮助其实现战略，提升绩效管理水平。同时，还为其他各项管理决策提供依据。针对医院绩效评价存在的问题，对其进行以下几个方面的优化：

1. 增加评价主体

评价主体的选择对评价是否准确有很大的影响。

（1）对临床科室的绩效评价，遵循相关职能科室职责范围作为评价主体。对于科室和个人评价指标中属于相关职能科室负责的范围的，由该职能科室对被评价对象进行评价，如：医务科对医疗质量进行评价、院感科对医院感染管理进行评价、人事科对人才队伍建设进行评价、科教科对科研管理进行评价等。只有这样，才能发挥各个职能部门的专业性作用，让评价更加准确。

（2）对于职能科室的评价由分管领导和临床科室进行绩效评价。根据医院组织架构情况，由直接分管领导对职能科室进行评价，更能反应绩效结果的真实性。同时临床科室对职能科室评价进行补充，如：临床科室满意度评价，防止职能科室滥用绩效评价权力，实现权力制衡。

（3）对员工个人进行评价。对员工个人进行评价要从上级、本人、同级、下级多方面进行评价，实行360度评价法。特别是对于定性指标的评价，如：工作态度的评价，360度评价法能得出更全面、更准确的评价结果。

（4）引入外界评价主体。如由第三方机构实施的以患者为评价主体的满意度调查。不论是对医院、医院各科室，还是医院工作人员，患者满意度都是一个很重要的指标，可以很直观地反映患者的感受。

2. 施行强制分配法

针对医院绩效评价中大家都想做"老好人"的现象，应对评价结果执行强制分配措施。特别是年度评价中，应当对优秀、良好、合格、基本合格、不合格几个等次进行强制分配，其合适的百分比分别为5%、25%、45%、20%、5%。

（六）绩效反馈优化

绩效反馈医院绩效管理中占有重要地位。通过绩效反馈，可以达到鼓励员工、改进绩效的目的。医院绩效反馈环节存在绩效反馈效果差、绩效申诉渠道不规范不正式、绩效评价结果运用不足等问题。针对这些问题，医院应通过对绩效反馈面谈、绩效申诉流程、绩效评价结果的运用三个方面进行优化，才能达到良好的绩效反馈效果。

1. 做好绩效反馈面谈

（1）绩效反馈面谈是重要的绩效反馈形式。通过管理者与员工之间的面谈进行反馈，使得员工能了解自己工作的不足。同时管理者能够为其提出意见，帮助其改进，从而提高其绩效。医院在绩效反馈中仅重视了绩效结果的反馈，但更重要的是帮助改进做得不够，大大降低了绩效反馈的效果。绩效反馈面谈是正式的绩效沟通。医院应重视绩效反馈沟通，这样才能使员工认识到自身的优点或缺点，找出需要改进的地方，制订改进计划，为员工职业发展做出规划。

（2）绩效反馈面谈首先要做好前期准备。

第一，选择好面谈的时间。这对面谈效果有很大的影响。要和员工沟通一个合适的时间，避免工作忙碌或上下班时间，才不会因员工心态原因影响面谈效果。

第二，选择合适的环境，通过选择易于交流的环境，防止面谈过程被中断打扰。同时要注意双方面谈的距离，不能太近也不能太远。通常面谈者和被面谈者最好不要面对面坐，减少两者目光直视，效果最佳。

第三，充分准备面谈需要的信息资料。包括绩效评价表格及结果、日常工作记录、绩效计划等资料。①了解员工个人性格特点等信息，有针对性地进行绩效反馈面谈。②注重面谈过程。在进行面谈的过程当中，管理者根据设计好的提纲，结合员工工作实际设计好开场白。设计好开场白能形成利于面谈的氛围，使员工更加放松，才能保证面谈的顺利进行。面谈时管理者要明确本次面谈的目的和想要达到的效果，做到心中有数，不至于盲目地进行面谈。直接领导在进行面谈前应确定好面谈内容的顺序，先谈重要的、员工能够接受的内容。同时也要让员工充分地表达自己的观点。

2. 规范绩效申诉流程

医院绩效申诉流程不完善，申诉形式也不正式。只有完善绩效申诉流程制度才能保障绩效评价顺利进行，并有利于发现绩效评价中的问题，同时也增强了员工对医院的信任。因此，优化医院绩效申诉流程是必要的。首先是申请，当员工对评价结果有异议时，应向医院人事科进行申请，如不申请，原则上不进行受理流程。其次是受理，人事科在接到申述申请后，进行审查，符合条件的进行受理。再次是调查审理，根据申请情况，人事科应实际调查，并听取申述方和被申诉方的意见。最后是裁决与执行，在充分调查审查后，人事科应做出最后裁决，并采取执行方案。在整个流程应不超过5个工作日，确保申诉过程高效地完成。

3. 丰富绩效评价结果的运用

绩效评价的目的不是简单地为了评价，最终目的是将评价结果运用到组织实际管理中去。所以如何合理运用绩效评价结果是绩效管理的关键。医院绩效考核结果的应用不足，仅用于绩效的分配。除此之外，评价结果可以用于以下几点：

（1）绩效改进。医院在绩效评价之后，发现员工的不足，采取相应措施，提高员工能力，提升员工绩效，才能真正使得绩效评价有意义。绩效改进需要通过诊断分析问题、制订绩效改进计划、实施改进计划几个步骤。

医院对员工的绩效诊断应由直接管理者和员工一起讨论进行分析。诊断分析不良绩效产生的原因，包括员工自身的原因、上级管理者的原因、所处环境原因。员工自身原因应分析是知识或技能的缺乏，还是态度问题。直接领导的原因是否存在辅导不够的现象。环境的原因可从内部和外部两个方面进行分析。通过绩效诊断分析后，明确需要绩效改进的重点内容，并明确哪些问题是亟待改进的，哪些是不需要改进的，亟待改进且不易改变的需要纳入长期改进计划中，容易改变的可以尽快改进。解决问题可以考虑多个途径，比如，员工本人通过学习提升能力、上级领导通过辅导对员工进行培训、管理者调节员工间人际关系氛围、医院改善工作环境等来解决绩效不良的问题。然后再一次制订绩效计划，明确需要改进的内容、如何改进、谁来做、时间限制等问题。最后实施和评价改进计划。通过监控绩效改进计划的实施过程，以确保绩效改进计划的顺利实施。通过对绩效改进计划的评价，以得到改进计划实施效果。同时建立医院绩效改进工作表，对整个过程进行明确的记录。

（2）为人力资源其他工作的开展提供有效的依据。①为人力资源的培训与开发提供依据。通过绩效评价结果的分析，发现员工哪些方面不足，哪些能力需要提高，从而有针对性地进行培训，包括院内培训和院外进修学习。同时，医院可以针对医院未来的发展需要，对员工不具备的技能、知识等，进行人力资源开发。②为薪酬调整提供依据。为了更好地体现薪酬分配的公平性和激励性，将薪酬与绩效相关联，作为薪酬调整的参考依据之一，针对不同职位工种进行薪酬制定，增加如福利形式的薪酬发放形式。③为招聘提供依据。通过对优秀员工的绩效信息进行汇总整理，可以精确地找出胜任该岗位的关键能力。作为岗位招聘、人才选拔等人力资源决策的依据之一，提高医院人才选拔的有效性和准确性。④为人事调整提供了依据。虽然人事调整受多种因素影响，但绩效评价结果仍然是重要的影响因素之一。医院参照绩效评价结果进行人员配置，使得人员调整更加合理、公正。对评价成绩优秀的员工予以奖励，并列为岗位晋升和岗位轮岗锻炼的优先对象。评价结果不好的员工领导要把重点放在绩效面谈上，帮助他们提高绩效。对评价结果特别差的员工予以调离或辞退，避免浪费医院人力资源。

三、医院绩效管理体系运行的保障措施

医院绩效管理体系建立后，需要制定各种保障措施，以保障其有效地运行。保证措施要根据医院实际情况进行制定，并且要符合绩效管理体系运行的规律。在科学的保障措施保障下实施，才不会使绩效管理体系流于形式，才能达到理想的效果。可以从以下几个方面来保障医院绩效管理体系的运行：

（一）成立绩效管理领导小组

成立专门的管理机构即医院绩效管理领导小组。建立医院绩效管理领导小组，明确各个成员的职责及分工，是推动医院绩效管理体系运行的关键。目前，有些医院已经成立了绩效评价领导小组，其工作职责只是涉及绩效考核方面，职责范围过于狭窄，为保障新的绩效管理体系的顺利实施，应成立绩效管理领导小组，并完善各个科室和相关人员的工作职责，让其管理上升到医院绩效管理层面。

构建医院绩效管理领导小组。领导小组应以院长为组长，医院领导层的其他成员为副组长，成员有全院各临床、医技科室的主任、护士长和职能科室负责人。医院绩效管理领导小组享有医院绩效管理的最高权力，负责组织讨论战略目标、绩效目标的确定；组织开展绩效监控；组织开展绩效评价；监督绩效反馈；实行奖励与惩罚；以及其他重大问题决策等。领导小组应下设联络办公室。根据医院实际情况，该办公室设在人事科。领导小组对其直接授权，组织开展全院的绩效管理工作，是执行领导小组决策的部门。同时领导小组应下设办公室。分管人事领导兼任办公室主任，人事科、医院办公室、财务科负责人为

办公室副主任。人事科、医院办公室、财务科指定人员及其他职能科室负责人为成员。医院绩效管理领导小组办公室职责：做好绩效改革的宣传、引导、培训；收集、汇总、分析绩效改革所需的各项数据；拟定各项绩效评价指标以及奖惩办法；统筹协调绩效管理的实施；完成领导小组交办的各项任务等。各科室负责人需要完成管理领导小组布置的科室绩效任务；提供科室绩效信息；明确科室绩效目标，对员工进行宣传传递，并将其细分到科室员工，落实个人目标，最终形成个人绩效计划；监督、反馈、帮助改进绩效等。员工是医院绩效的最终落实层面，主要职责是：增强自我能力提升，创建个人绩效；制订个人绩效计划；帮助科室整体建设等。

绩效管理领导小组是一个需要长期存在的机构，其为绩效管理的最高领导机构。通过其对医院绩效工作的全面领导，制定相关规定，保证各科室相关责任落实到人。明确各科室职责、相互协作的义务，使全院形成整体合一的绩效管理网络。

（二）健全绩效管理相关制度

医院关于绩效管理的各项制度还不够健全，只有通过健全各项管理制度，才能保障医院绩效管理体系的有效运行。医院应从以下几个方面建立制度保障：

第一，建立《医院绩效年度述职制度》。将医院年度述职分为院领导、中层干部、个人三个层次，分别对医院、科室、个人三个方面的绩效年度情况进行总结。院领导、中层干部以会议形式进行年度述职。个人则以书面形式进行年度述职。通过健全绩效年度述职制度，使医院对全年度绩效进行总结，发现优势和不足，从而对下一年度的绩效管理工作计划做出调整。

第二，建立《医院绩效管理监督制度》。整个绩效管理体系的运行过程都要受到监督，特别是绩效评价阶段，有效的监督才能保证公平公正，才能不让整个管理流于形式。医院可进行定期审查，对各个考核主体评价情况进行审查进行监督。

第三，建立《医院绩效管理档案制度》。医院应建立医院、科室、员工三个类别的绩效管理档案，将历年来的相关绩效资料归档，才能为绩效分析提供有效的资料支持。档案资料可分为纸质件和电子件由专人负责归档保存。

第四，健全相关人力资源管理制度。医院绩效管理是医院人力资源管理系统中的一部分，与其他职能关系密切。健全医院招聘制度、薪酬管理制度、培训与开发制度、劳动关系管理制度等各项人力资源管理制度，才能为其绩效管理工作提供良好助力，帮助医院绩效得到提升。如：在《医院职务晋升管理办法》中，将绩效评价结果纳入其中，为员工职务晋升做参考；在《医院员工培训与开发制定》中，绩效评价结果可以作为员工能力培训与开发的重要依据等。

（三）加强绩效管理信息化建设

加强医院绩效管理信息化建设是重要的物质保障。如今信息网络化已经在各个行业普及，医院有信息技术的助力，使得医院运营和管理效率都得到了很大的提高。信息系统的建立对于绩效管理体系的优化十分重要，绩效管理需要大量的数据，医院没有专门的绩效管理系统，有很多数据都是要人工核算，必然出现低效率、高出错率并存的现象。所以信息化建设对医院的显得非常重要。信息技术可以帮助医院及时采集大量有效的绩效数据，让绩效评价工作更加便捷高效，让绩效管理运行更加规范有序。医院绩效管理信息系统建设要分别从绩效管理体系的几个内容进行设计，有针对性地形成相关内容的操纵模块。系统的操作要简便、快捷，页面设置要简单明了。系统不仅需要能够实现基本信息的录入功能，还需要实现信息的分析汇总功能，这才是信息系统的核心价值。同时要有扩充性，随着医院的发展、外部政策的变化等，操纵系统也可以不断更新。

（四）形成高绩效的医院文化

医院文化是医院的软实力，其具有导向性、凝聚性、激励性、约束性等特点，对员工的行为起非常关键的作用。优秀的文化，使得众人能在一个积极主动的工作氛围中完成工作，能使医院应对多变的市场环境。对于医院来说，高绩效的医院文化就是优秀的文化之一。这样的文化要求医院员工不安于现状，对未来有追求，同时对成功的渴望极强。

医院要形成高绩效文化，需要抓住重点进行文化的建设：首先，医院领导层组织建立高绩效的理念，重新梳理医院基本价值观。其次，将医院战略与员工个人目标相关联。只有将医院战略目标层层分解到每个员工身上，与员工个人目标相连接，才能使员工发挥主观能动性，员工通过个人目标完成从而完成医院战略目标。最后，加强沟通宣传与培训。高绩效医院文化的建立并非一朝一夕能完成，这要求医院要不断宣传，多渠道培训，并加强与员工之间的沟通，长时间地去建立。

第六章　医院人力资源高质量发展实践

第一节　医院信息化管理

一、信息与医院信息

信息是指经过加工整理后对于接收者具有某种使用价值的数据、消息、情报的总和。它具有客观性、普遍性、无限性、抽象性、依附性、时效性、共享性、传递性等特点。从不同的角度对信息进行分类，可以产生不同的类型。例如，按信息应用部门划分，可分为医学信息、工业信息、农业信息、政治信息、科技信息、文化信息、经济信息等；按信息的记录符号划分，可分为图像信息、语音信息、文字信息和数据信息等。

医院是一个信息高度集中的单位，医院信息是指在医院运行和管理过程中产生和收集到的各种医疗、教学、科研、后勤等信息的总和。其中，最主要是医疗业务信息。医院信息在医院管理中发挥着重要的作用，医院的一切活动都离不开信息的支持。医院信息既是医院管理的对象，也是医院日常管理的基础。医院信息涉及患者的生命安危，其定量和定性的判断都要求十分准确，不允许有误差、遗漏和失真。

（一）医院信息的类型

医院信息可分为医疗业务信息、医院管理信息和医学咨询信息三大类。

第一，医疗业务信息。医疗业务信息主要是患者的临床诊疗信息，包括临床诊断信息、医学影像检查信息、护理信息、营养配餐信息、治疗信息、药物检测信息、重症监护信息等。

第二，医院管理信息。医院管理信息主要包括医院决策辅助信息、医疗管理信息、护理管理信息、科教管理信息、药品管理信息、器械设备管理信息、物资材料管理信息、环境卫生管理信息、情报资料管理信息、财会管理信息、医院经营管理信息、人事工资管理信息等。

第三，医学咨询信息。医学咨询信息包括医学情报、科技情报、各种文字、视听检索资料、病案、图书、期刊和文献资料等。其中最重要的是医疗业务信息[①]。

（二）医院信息的处理

医院信息的处理是使信息在管理工作中发挥作用的过程。医院的部门基本上可分为两大类：①执行医疗信息处理的部门，如：医院的临床部门和辅助诊疗部门；②管理信息处理的部门，如：职能科室、病案统计资料管理部门。

1. 医院信息的处理过程

医院信息的处理包括采集、加工、存储、传递、检索及利用六个步骤（图6-1）。

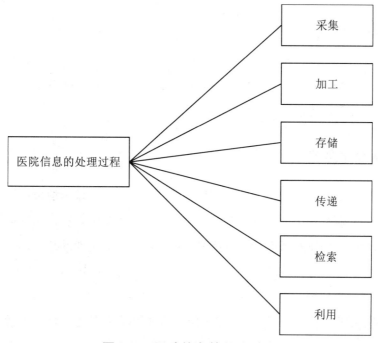

图6-1　医院信息的处理过程

（1）采集。收集原始信息，医院信息的收集必须注重被收集的原始信息的全面性和可靠性，因为它直接决定了信息处理的质量。

（2）加工。加工是指对被收集的信息进行校对、分类、排序、计算、比较、选择和分析的过程。经过加工的信息更容易被需要者利用。

（3）存储。将经过加工处理的信息按某些要求分门别类地存贮起来，便于以后参考备查，如：病案资料和档案等。

（4）传递。医院信息经过传输构成医院与外界及医院内部部门之间的信息传递，从而形成医院的信息流，包括口头传递、文书传递、图标图像传递、声像设备信息传递和计

---

① 医疗业务信息指医护人员从患者及其家属身上获取的关于病情发生发展变化的信息，包括采集病史、体格检查、实验室报告、技术检查等。诊疗护理的过程就是医护人员以自身的知识、经验结合这些信息来做出判断和决策的过程。

算机信息传递。

（5）检索。医院信息是大量的，为了便于寻找所需信息，需要建立一套信息检索方法，如：病案索引、文献资料索引等。

（6）利用。即信息经过收集加工、处理和传递到接受者手中被利用。

2. 医院信息的处理要求

（1）及时。执行信息处理的工作人员必须有严格的时间观念。对于现代化医院建设，这一点尤为重要。

（2）准确。反映了信息的质量要素。信息收集工作者必须遵循我国相关制度要求，反对弄虚作假。

（3）适用。信息要有用，要符合实际需要，不搞烦琐哲学和资料堆集。这就要求信息收集者去粗存精、去伪存真，进行信息的真实加工处理。

（4）通畅。信息流通要不受阻挡。因此，必须有健全的规章制度、工作程序，以保证信息的收集、加工、传输、反馈都能按常规运行。

二、医院信息管理的作用

医院信息管理是指通过科学的处理信息，建立管理信息系统和情报资料管理系统，以开发信息资源，使信息为医疗及管理服务。医院信息管理是医院现代化管理的客观要求，其过程就是利用现代信息和通信技术改造医院业务流程中的主要环节，提高管理效率，达到医患之间、医护之间、科科之间、院科之间等的信息分享、协调和合作的过程。

第一，医院决策依据。决策是在掌握大量信息之后对各项相关工作的方向、内容及方式的选择和调整过程。医院领导和管理部门可以根据信息和数据出台一些适应当前情况的政策或做出相应调整，确定医院未来发展方向，使医院在专科建设、科室发展规划、经费使用、药品采购、技术力量调整等方面的工作更科学、合理。

第二，医院控制工具。控制是管理的重要职能之一，医院控制就是按照规定的任务和目标，使医院医疗、科研、教学等各项工作按照规定的标准、规章制度、常规程序等有控制地运转。医院信息系统是对医院医疗、护理、行政、经费、人员、设备、药品等方面进行管理的物质基础。对这些数据的流向从根本上加以控制和管理，可以使各级管理部门更好地从宏观和微观两个方面对这些重点环节实施监控。

第三，推动医院的医疗、科研、教学、管理工作。各种应用系统在医院的普遍应用，促进了医院管理的现代化和精细化，提高了工作效率，从而大大推动了医院医疗、教学、科研、管理工作的快速发展，有利于医院更好地履行社会责任和提升经济效益。

三、医院信息化管理系统与建设

（一）医院信息管理系统

1. 医院信息管理系统的特点

（1）医院信息管理系统在医院内部构成互联网网络，连接门诊、急诊、住院、病区（医师、护士）、化验室、药房（中心配药房、药品库、门诊药房、住院药房）、财务中心、后勤（材料、厨房、设备）等工作站。医院外部实现远程医疗服务。

（2）系统简捷实用，界面有中文提示，操作方便，可处理各种复杂的多维报表，可根据用户需要生成各种报表，报表可采用垂直直方图、水平直方图和曲线图等方式输出。

（3）系统采用模块化设计，适用于各种类型医院。

（4）设置数据库和应用程序两级安全保护机制，对各级用户进行统一管理。

2. 医院信息管理系统的主要意义

医院信息管理系统其主要意义展现在两个方面：①医院信息系统的应用能够增强医院信息交流的速度与准确度，为医院行政办公管理提供强有力的保证，提高行政管理人员的工作效率，有效辅助医院领导层管理掌控医院全局，与时俱进地规划医院发展方向，从而达到各方面效益都增加的目的；②医院信息系统的应用能够随时为医务人员提供患者诊疗过程中产生的医疗数据，只要打开医院信息系统就能让医务人员做到心中有数，减少医疗事故发生，增加日常运营服务的患者满意度。

3. 医院信息管理系统的内容

我国医院信息系统建设经过多年的发展，目前已经建立了大规模、一体化的医院信息系统。新一代医院信息系统的主要特征是：全面、全程、闭环、专业、移动、集成、智能，具体表现在：从面向管理向面向医疗发展，在以管理为主的医院信息系统的基础上，建立起以电子病历为核心的面向临床为主的医院信息系统；从信息服务向智能服务发展，采用人工智能技术与信息系统集成，以患者为中心，实现全程智能化服务；从单机系统、局域网向区域网、广域网发展，在医院网络建设中已经比较普遍地使用结构化网络布线、以太网和快速以太网，网络交换技术等也大量使用；将物联网、云计算和大数据技术等融入医院信息系统建设。

根据《医院信息系统基本功能规范》，医院信息系统包括五部分；临床诊疗部分、药品管理部分、经济管理部分、综合管理与统计分析部分、外部接口部分。

根据信息处理的对象和功能，医院信息系统又可分为医院管理信息系统（hospital 管理信息系统，HMIS）和临床信息系统（临床信息系统）两大类。医院管理信息系统以医院为中心，面向医院人、财、物方面的管理，支持医院的行政管理与事务处理，以提高医院管理效率，获得更好的经济效益和社会效益。管理信息系统包括财务系统、人事系统、门急诊（自助）挂号系统、住院患者管理系统、药品库存管理系统、办公自动化系统等子系统。

临床信息系统以患者为中心，对患者信息进行采集、存储、传输、处理和展现，并提供临床咨询、辅助诊疗、辅助临床决策，以医护人员和医技科室为服务对象，以提高医护人员的工作效率，提高医疗质量。临床信息系统是医院信息系统的核心，包括了临床诊疗部分的全部系统、药品管理的一部分，并且与另外三个部分都有关联，各个子系统以电子病历为核心整合在一起。临床信息系统中比较重要的子系统包括以下几方面：

第一，电子病历系统（电子病历，埃米尔），指医院内全面记录关于患者的健康状态、检查结果、治疗过程、诊断结果等信息的电子化系统。它覆盖了整个医疗过程，集成病患所有医疗信息，并可以通过为临床决策提供智能化、知识化的支持，实现对医疗服务全过程的控制，是医院信息化建设的基本和核心。

第二，医生工作站系统（医生工作站系统，DWS），是指协助临床医生获取信息，处理信息的系统。它以电子病历为中心，支持医院建立电子病历库，为医生提供高效的电子病历和电子处方管理平台，并为病历统计分析提供有效的手段，同时支持医院医卡通或医保卡的使用，为患者建立起连续的就医资料，提高对患者的诊疗与服务水平。医生工作站可以分为门诊医生工作站和住院医生工作站两种形式。

第三，护理信息系统（NIS护理信息系统），是指利用计算机软硬件技术、网络通信技术，帮助护士对患者信息进行采集、管理，为患者提供全方位护理服务的信息系统。护理信息系统一般包括临床护理子系统和护理管理子系统，临床护理信息子系统一般也称为护士工作站，主要完成护士工作的业务处理。由于各科室的护理业务工作的特殊性，临床护理子系统由通用的护士工作站和增加部分特殊功能的临床专科护士工作站组成，如：急诊科护理信息系统等。

第四，检验信息系统实验室信息系统，是指应用计算机网络和信息技术，实现临床实验室业务信息和管理信息的采集、存储、处理、传输、查询，并提供分析及诊断支持的信息管理系统，包括临床检验系统、微生物检验系统、试剂管理系统、实验室辅助管理系统等。

第五，医学影像归档与通信系统。医学影像归档与通信系统是医学图像存储与传输的数字化处理系统，其应用数字成像技术、计算机技术和网络技术，对医学图像进行存储、传输、检索、显示、打印而设计的综合信息系统。医学影像归档与通信系统主要分为医学图像获取、大容量数据存储、图像显示和处理、数据库管理及传输图像的网络五部分。由于医学图像占用海量存储资源和网络资源，一些医院把医学影像归档与通信系统独立出来，建立单独的网络系统。

第六，放射科信息系统。放射信息系统是指利用计算机技术，对放射学科室管理的数据信息，包括图片影像信息，实现输入、处理、传输、输出自动化的计算机软件系统。它与医学影像归档与通信系统共同构成医学影像学的信息化环境。放射科信息系统是基于医院影像科室工作流程的任务执行过程管理的计算机信息系统，其基本功能包括：患者登记、检查预约、患者跟踪、报告生成、账单计费、文字处理、数据分析、医疗档案、综合管理、接口功能、系统管理、胶片管理，还可以在此基础上实现远程医疗医学影像归档与通信系统。

第七，临床决策支持系统。临床决策支持系统是指用人工智能技术对临床医疗工作予以辅助支持的信息系统。临床医生可以通过输入患者信息来等待系统输出针对具体病例的建议，从而做出恰当的诊疗决策。临床决策支持系统的建立有利于为疾病的诊断和治疗提供科学的决策，提高医疗卫生质量和效率。随着大数据分析技术应用于临床，临床决策支持系统更为智能化。例如，可以使用图像分析和识别技术，识别医疗影像（十线、CT、MRI）数据，或者挖掘医疗文献数据建立医疗专家数据库，从而给医生提出诊疗建议。此外，临床决策支持系统还可以使医疗流程中大部分的工作流向护理人员和助理医生，使医生从耗时过长的简单咨询工作中解脱出来，从而提高治疗效率。

第八，其他常见的医院临床信息系统，如：手术麻醉监护系统、ICU监护信息系统、心电信息系统、脑电信息系统、血透中心管理系统、超声系统、肺功能系统、内镜系统、静脉药物配制信息系统等。随着医学的发展和信息技术的不断革新，新的子系统还将不断产生。

（二）医院信息化管理的建设

1. 信息管理系统建设在医院中的重要性

日前，很多医院开始采用信息管理方法，将医院中的很多流程都信息化了，包括挂号、缴费等，从而节约了大量的时间和人力，为患者提供了优质的个性化服务，让患者在治疗的过程中可以更加方便。而且，信息化也可以更好地记录患者的看病过程，也方便追踪患者的病情，方便医院对患者进行治疗。创建患者档案，还可以让医院为患者提供更好的服务，使医院在市场上更具竞争力。同时，信息技术管理可以帮助升级医院医疗设备，随着社会和经济的不断发展，医院的各种设备不断更新，在计算医疗设备数据信息的帮助下，良好的信息管理系统可以为医院工作人员提供更好的工作设备，并改善医院的发展前景。由此看来，医院实施信息系统设备，不仅减少了很多的问题，也帮助医院更好地进行工作。

2. 医院信息管理系统建设的作用

信息管理工作建设完成后，医院工作将更加便捷，信息化的治理确保将医院中的所有内容记录在数据中，并记录下所有活动，如：患者治疗、住院治疗等活动，这不仅方便了医院工作人员的工作，还优化了患者的医疗治疗过程，减少了许多麻烦，避免了患者的医疗错误情况，如服用错误的药物等问题。与之前相比，这也可以减少患者等待的时间，例如，在使用信息管理系统之后，医生可以不用手写东西，而且患者排队等候购买药物的时间也可以节省下来，消除了由于时间问题导致医生和患者之间发生冲突的隐患，使医患关系更加和谐。同时，医院的服务质量和服务水平也得到了提高，在此过程中，医院可以为患者提供更多对患者有需要的信息，诸如药物信息，医院员工信息和工作时间安排等信息，这些都是通过信息管理方法完成的。医院也可以通过信息管理系统更好地规范医院规章制度，并通过对信息进行分类来发现问题、解决问题，同时，也可以很好地监控整个医院的工作。

医院管理者也可以对整个系统进行管理，加强医院监督，随时了解医院各个部门的情况，从而做出决策和解决方案。

第二节　医院人力资源管理信息化建设

一、医院人力资源管理信息系统的建设要求

第一，要和医院信息管理系统（HIS 系统）做到有效连接。系统要在人员资质、职称、人员离职、新进等功能上和 HIS 系统自动衔接，达到数据自动互转。同时，由于医院的 HIS 系统是和医疗保险中心相连的，医院人力资源管理信息系统又要保证信息的保密性、安全性，避免重要信息外泄。

第二，要和现有的医务员工绩效数据库做到有效连接。能够方便地导入和导出医务员工的绩效数据，利用这些数据进行分析、整合，完成员工绩效考核，从而指导薪资等一系列人事工作的开展。

第三，要和财务子系统做到有效连接。财务部门需要进行整个医院的成本分析，因此需要人事薪资、人力成本信息，系统必须和财务系统进行有效连接，达到数据共享，方便财务部门进行成本分析、成本核算。

第四，要充分体现现代人力资源管理理念。人力资源管理信息化就是要涵盖现代人力资源管理的主要内容：招聘、选拔、绩效管理、岗位管理、培训管理等，更应涉及人力资

源规划、职业生涯设计等战略性和开拓性工作，充分体现现代人力资源管理理念。

第五，要应用科学的人力资源管理工具和技术进行功能整合，流程再造管理信息系统的实施不能简单地看作是一个软件的实施，而应是一个项目工程。在管理信息系统实施过程中有大量的人力资源管理工作要进行功能整合、流程再造。

第六，要考虑医院今后发展，适当留有发展空间。系统的建设要从"发展"的角度出发，在规划设计时要适当考虑医院今后的发展前景，适当留有余地，比如，在模块构建时，根据医院实际，有的模块一时用不上，但在设计时可以保留框架，今后医院发展了方便挂接。

第七，要操作简单、易用。人力资源管理部门的价值是通过提升员工的效率和组织的效率来实现的。系统开发者在系统设计过程中还应与医院有关部门和人员进行协调沟通，了解各部门的需求，使系统能够满足各职能部门的管理要求，真正做到简单实用，提升医院价值，提高医务员工的工作效率。

第八，要投入小、见效快。在开发和实际运用中，应考虑医院所能承受的人力、物力成本，尽量利用原有可利用的网络及硬件设备，控制维护费用。根据医院实际，在实施过程中也要考虑员工素质、原有信息化程度等各种因素，不盲目追求大而全，可以采取分步实施、逐步到位的方式，避免浪费。

二、医院人力资源管理信息化的实施目标

（一）提高效率

医院人力资源管理信息化过程中需要通过多方面措施，对其实施有效的管理。从医院员工招聘、劳务收入、保险福利、员工档案管理等方面采取策略，提升人力资源的信息化管理水平，对人力资源科学化管理、规范化管理、效率化管理具有重要的意义。从传统医院人力资源管理的角度看，人工管理模式占用了大量的人力和物力，效率很难得到全面的提高。在信息技术的推动下，医院人力资源管理过程中建立完善的人力资源管理系统，从根本上实现人力资源的信息化管理，对共享数据信息、提高工作效率具有重要的影响。医院人力资源管理过程中需要对信息系统进行分析，全面提高工作效率，从而全面降低手工操作的错误率。

（二）规范业务流程

人力资源管理是集事务、流程、信息于一体的管理，因此人力资源的业务流程规范化管理对其进行全面管理具有重要的意义。医院人力资源管理的周期时间长，从医院员工进

入医院开始到员工退休或离休都要进行全方位的管理，保证各项事务能够符合医院具体情况，提高工作质量，完成工作流程，提升制度管理水平。在信息化平台支撑下，各项事务整合在一个系统下进行管理，从多方面提高信息化水平。医院人力资源管理过程中需要通过信息系统对其进行模块化管理，保证人力资源管理中通过信息技术和互联网技术对业务流程进行规范，确保人力资源管理中各个流程符合规范化、系统化、集成化的要求，提高人力资源的信息化水平。

（三）提供增值服务

信息系统对更好地服务于人力资源管理部门具有重要的作用，可以协调好各个科室关系，对信息进行汇总和分析具有重要价值。医院人力资源管理过程中需要对人员信息进行优化，确保数据统计报表按时汇总，并产生管理效益。医院人力资源管理信息化需要从管理模式、管理手段、管理机制、管理策略方面采取有效措施，全面提升医院人力资源管理信息化水平。信息系统建设需要从数据信息处理角度，把医院各项业务流程整合在一起，更好地为医院提供增值服务，对医院各项管理水平提高具有重要的价值。

医院人力资源管理过程中需要一个懂得技术、善于管理的行政后勤人员，医院人力资源管理人员是整个医院各项事务的管理者，也是医院全面发展的重要后勤保障，承担着医院各项事业发展的主体责任，医院人力资源需要依靠保障系统，才能更好地管理好各项事务，推进各项事务向多元化方向发展。医院人力资源管理过程中需要对核心管理进行全面优化，人力资源管理过程中涉及管理方面较多，因此需要抓住主要管理方案，实施有效的信息管理，全面提升人力资源管理的信息化水平。信息化系统建设需要从人力资源管理的各项核心要素出发，比如，绩效管理、薪酬管理、保险、工资、劳动保护、培训技能等方面进行核心管理，才能更好地提升人力资源管理水平，对人力资源效率提升和机制转变具有重要的意义。信息化系统在实施过程中需要对员工进行全方位管理，提供更好的增值服务，确保医院各项管理工作水平提高。

三、医院人力资源管理信息化建设的需求与措施

在信息化建设的基础上，医院在人力资源管理中通过充分运用信息化技术的方式，从一定程度上能够支持医院快速发展。医院在人力资源管理中通过信息化建设的方式，可以培养出一批全能型的信息化人才，信息化人才能够为医院人力资源管理改革提供重要的保障，有助于对医院人力资源结构进行优化。同时，信息化建设还关系着医院人员流动制度的完善，在具体管理中可以根据不同岗位合理对人力资源进行配置，实现人力资源利用的最大化，以便更好地维护医院管理工作的开展。

（一）管理信息化建设的系统功能性需求分析

管理信息化建设的系统功能性需求分析，如图6-2所示。

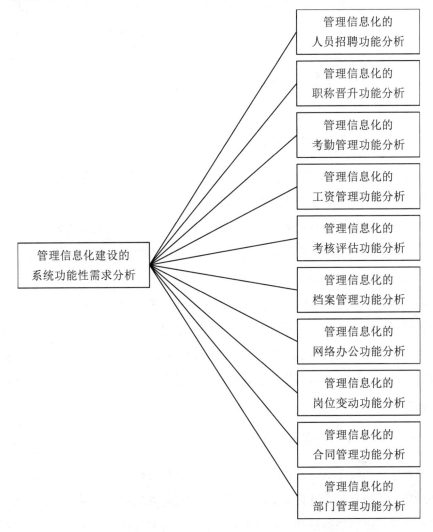

图6-2　管理信息化建设的系统功能性需求分析

1. 管理信息化的人员招聘功能分析

人员招聘是根据医院发展需要做的选人留人工作，招聘工作是医院人力资源管理的起点，工作质量直接影响着医院人才队伍建设及学科发展。系统整体部署以前，医院招聘信息是根据各科室提出的用人需求，经人事处审批上报，院级行政会议审核通过后，统一由人事处编制招聘计划通过医院官方网站发布。

2. 管理信息化的职称晋升功能分析

据国家顶层设计安排，实施专业技术岗位、管理岗位、工勤岗位分类管理，专业技术人员实施十三级岗位聘任制度，管理人员实施十级管理岗位职员等级晋升制度，工勤人员实施五级岗位聘任制度。

系统实施前，医院员工的晋升需要提交纸质版的申报表，申报职称所需材料包括学历学位证书、现任职务聘任书、在岗期间发表的论文、承担的科研项目、编写的教材、出国深造、主要社会兼职等系统部署后，人员招聘模块实现如下功能：招聘指标及条件的申报及批复、以官网为门户发布招聘公告、应聘人员报名登记、简历收集、资格审核、笔试、面试、通过人员名单公示、结果反馈入职。

3. 管理信息化的考勤管理功能分析

考勤管理是落实医院人力资源管理中考核奖惩、工资福利、绩效分配及成本核算等管理政策的基础。系统部署前考勤数据上报的基本思路为：由各科考勤员发起填报，经科室主任审批上报，再经人事处考勤管理岗人员审核批准，录入考勤管理数据库。系统部署后，通过建立考勤管理模块，实现标准化的人事考勤填报形式、流程化的审批管理模式。

人事档案是个人身份、学历、资历等方面的证据，与个人工资待遇、社会劳动保障、组织关系紧密挂钩，具有法律效用，是记载人生轨迹的重要依据。因此，医院员工的所有相关纸质版材料都要一并封装在档案袋中提交，人事处工作人员依次对材料进行审核，效率低下且易出错。系统部署后职称晋升模块实现如下功能：通知、报名、基层审批、医院审核、申报人确认、评审委员会投票、聘任委员会投票、公示、申诉全流程，申报材料无纸化，并在线审核。

4. 管理信息化的工资管理功能分析

工资绩效包括岗位工资、薪级工作、国家统一津贴补贴、社会保险、公积金等项目，系统部署前是人事处在每个计算薪酬的时间节点向财务处提交员工岗位变动、考勤数据等信息，财务处根据提供数据核算工资并保存备份，通过银行转款过账。系统部署后，工资管理实现如下功能：绩效考核数据同步更新，工资单和人事部门报表统一生成，伴随员工入职、晋升、退休、去世等状态的工资福利待遇的启动、调整、暂存、补发、补扣、终止等，满足人事处日常报表填写。

5. 管理信息化的考核评估功能分析

设置专业技术人才的医疗、教学、科研等评价维度，对不同评价维度设置不同分数，形成专业技术人才评价体系，从而打造专业技术人才评估系统，系统实现如下功能：数据收集、数据存储、数据分析、报表生成。可直接从医院信息系统里截取个人的工作信息进行评价，或使用微信、网络调查表收集主观性评价信息替代传统的手工评比方式。

6. 管理信息化的档案管理功能分析

系统部署前，员工的档案由不同部门按类别保存，如：人事档案由人事处保管，团员档案由团委保存，党员档案由党委组织保存，均为纸质版材料。通过档案管理模块将医院职工的基本信息灵活高效的采集、加工、处理和分析，产生数字化的人力资源信息，内容应该包含人事档案、专技档案、培训档案、党团关系档案等内容，档案的创建、查阅、增补、调入调出等审批权限及相应的记录功能。

7. 管理信息化的网络办公功能分析

系统部署前，医院人事处日常报表和申请的审批均以纸质版的形式办理，每个审批环节都要签字盖章确认，由人工送至下一个节点审批，过程繁复耗时久。系统部署后，网络办公功能可以帮助高效地处理人力资源工作日常项目申报事项、审批事项，通过系统发起流程，在办公自动化系统中可以提示进行下一个环节的部门在线审批，报表由负责最后环节的部门生成，统一盖章。该功能使职称证书办理、在职证明办理、出国旅游（学习）审批、国内进修审批和日常经费报销审批等常用办公流程的网络化。

8. 管理信息化的岗位变动功能分析

岗位变动起初流程为：科室发起用人需求申报，该需求由纸质版呈现并递交至上级各主管部门审批，如：护理人员更换科室需要经过护士长、总护士长、护理部逐级审批。用人需求审批通过，经人事处备案后正式进行岗位调动。系统整体部署后，岗位变动所需的整个流程都可以在该系统中运行，集成了人事档案与考勤管理模块，信息能够随之变动。

9. 管理信息化的合同管理功能分析

该系统部署前的员工合同管理流程主要为提醒合同即将到期的员工，员工决定是否续约合同，若决定续约，则在旧数据库中替换掉之前的合同；若拒绝续约，员工须持证明到人事部门办理纸质版离职手续，盖章生效。经过HRP系统的统一部署，包括离退休员工在内的所有员工合同信息都能够在系统中查询办理，因为合同管理模块和人事档案信息集成，人事部门只用简单操作即可完成对员工的续约和解约。

10. 管理信息化的部门管理功能分析

以往该医院的部门管理任务均由党委组织部统一调度管辖，通过对医院现阶段的具体规划和未来发展的基本需求，建立部门管理制度，其主要作用在于设置医院的组织架构和安排组织架构的修改变动。经过统一部署医院资源计划系统，医院的整体组织架构集成在系统中，操作人员在需要调整时进入系统调整和维护。组织架构的数据严格按照相关文件设置字段，为其他功能模块（如：考勤管理、考核评估、档案管理等）均参照标准的组织架构设置。通过集成功能的方式，满足考勤、绩效、档案的报表生成等人事工作日常需求。

（二）管理信息化建设的措施

信息化是人力资源管理的最终归宿，在实际的工作过程中，应当优化人力资源管理，提升信息化在人力资源管理中的价值和重要性，在工作的时候应当重视人力资源管理的优化，聚焦提升信息化技术在人力资源管理中的应用，建立在各种人力资源管理软件之上，提升医院的人力资源管理水平。一套符合医院实际的人力资源管理体系能够提升，医院人力资源管理的业务流程间变性提升，员工整体、生命周期管理让医院组织规划和工作调整变得更加高效和方便，同时，通过员工流失管理、黑白名单管理、固定岗位管理、电子档案管理等特色功能能够提升人力资源管理的便利性。

医院人力资源管理信息化建设的措施如下：

1. 健全竞争激励机制

医院想要健全竞争激励机制，必须在实际实施方案之前明确竞争激励的范围。医院要保证机制的公益性，在引进竞争激励机制的过程中能够最大限度地维护患者的利益，着重将医生定位于高技术行业，确保医生的收入水平达标。同时，医院还需要重视对原有薪酬激励制度进行改革，明确原有薪酬激励制度中存在的问题，重视员工的工作绩效积累，并在此基础上建立以工作效果、工作量、考核结果为基础的员工激励机制，充分实现按劳分配，以便在医院内部营造一种良好的激励和竞争氛围，促进广大员工共同进步、共同发展。

2. 完善岗位管理机制

随着医院信息化建设的推进，医院需要进一步对劳动合同管理进行规范，实现全面化的岗位管理，与员工签订新的劳动合同，并在此基础上建立、推行全员聘用制，进一步规范医院的用工形式。医院应当在信息化建设的基础上，加强各部门、科室之间的沟通，充分发挥人力资源管理部门的职能，明确不同部门、科室对人力资源的需求，加强与人力资源管理部门之间的联系，有序开展人员引进工作，确保新引进员工与岗位需求相符。在开展员工招聘工作的过程中，医院必须秉持公平、公正的原则，重视内外部人才的选择，面向社会进行公开招聘。而在进行内部选拔的过程中，不仅要重视人才的能力，同时还需要考量人才的潜力与素质。在新员工入职以后，人力资源管理部门还应当加强对岗位的监督与管理，包括常规的培训与考核工作，确保新员工在岗位上职能的发挥。

3. 加强培训学习与时俱进

对于医院来说，人力资源管理信息化建设必须遵循与时俱进的原则，加强对员工的教育和培训，在医院现有人才机构的基础上充分发挥信息化建设下教育培训的效果，重视专业医疗人才队伍、信息化专业人才队伍的培养。医院一方面可以依靠政策吸引和留住人才，另一方面还可以通过与高校进行合作的方式疏通可持续的人才输送渠道，通过这种方式进一步提高医院的人力资源质量，保证各部门、科室的工作有序开展，迅速帮助医院建立竞争优势，进一步促进医院可持续发展。

4. 完善行业人员考核机制

基于信息化建设的人力资源管理，通过完善行业人员考核机制的方式，对员工的工作绩效进行衡量，并结合考核结果有针对性采取奖惩措施，能够对医院员工的工作行为进行很好的激励和约束。医院首先需要确定考核对象并明确考核标准，针对员工的工作态度、工作能力、工作效果设定相应的考核指标，有针对性地实施绩效考核。针对绩效考核结果，医院还需要重点对结果进行评价，结合考核结果采取面谈的方式让员工了解到自己工作中的优势与不足。根据考核结果医院还可以有针对性对员工进行调职，提升整体的员工管理效果。

第三节　大数据视域下医院人力资源精细化管理

一、大数据的时代发展

大数据，或称巨量资料，指的是所涉及的资料量规模巨大到无法透过目前主流软件工具，在合理时间内达到撷取、管理、处理并整理成为帮助组织经营决策更积极目的的资讯。大数据的概念包括数据的收集和分析，是一种较为先进的数据工具。通过对大量数据的掌握，可以详细地分析相对应的字段，从而获取信息不对称的优势，并预测事物发展方向。

大数据具有价值化、快速化、多样化和海量化等特征。对任何单位的财务管理都能产生较大的影响，改变了传统财务管理的思维方式和管理理念，同时也为管理者的决策提供可靠的依据。因此，大数据对未来的各个方面都极其重要，大数据的时代发展意义如下：

（一）数据资源支撑大数据应用发展

在云计算、物联网、移动互联网、人工智能等技术的推动下，大量新的硬件与应用不断涌现，数据产生频率显著加快，全球数据资源呈现爆发式增长，海量数据在各类网络中加速传播和应用，为大数据应用发展提供了强大的基础支撑。未来，以数据集聚为核心，加速大数据在经济社会各领域深化应用，已成为推进治理体系和治理能力现代化、实现经济社会高质量发展的重要途径。

（二）产业深度融合，成为大数据发展的核心价值

当前数字经济蓬勃发展，数字产业化和产业数字化进程不断加速。大数据的赋能范围从原有的电子信息领域逐渐延伸到工业、金融、农业、交通、医疗、教育等诸多方面，城市数据、视频数据、语音数据、互联网公开数据、设备数据、图像图形、旅游数据以及医院经营数据的采集、分析、计算、可视化等开放利用不断深化和快速突破。加快以大数据为代表的新一代信息技术和传统产业融合，发展以数据为关键要素的数字经济，对于激活传统产业生命力、抢占新兴业态制高点具有重大意义。

（三）加快推广国家超级计算中心应用

加快推广国家超级计算中心应用，推进定制化超算服务。建设面向大数据处理的超级计算与云计算融合的一体化基础设施，配置技术先进、自主可控的新一代超级计算机系统，围绕黄河模拟器、量子计算、类脑智能、精准医疗、DNA存储、生物育种、数字经济、高端装备、环境治理等前沿领域开展一批重点特色应用，打造我国中部地区规模最大、安全等级最高、计算能力最强、数据应用能力最广泛的数据中心和超算中心集群。

（四）推进数据中心建设

支持建设一批服务全省乃至全国的行业性、区域性大型绿色数据中心，积极引进互联网知名医院全国性数据中心和农业、工业、医疗健康等行业区域性数据中心，加快政务内外网、物联网、视频网、互联网、移动互联网等数据中心相关网络建设。

（五）强化大数据技术研发

围绕交通、医疗、环保等重点行业领域，加强大数据分析关键算法和共性基础技术研发，研究基于纵向行业数据的价值挖掘理论和算法，进行大规模数据仓库、非关系型数据库、数据存储、数据清洗、数据分析挖掘、数据可视化、自主可控信息安全与大数据条件下隐私保护等核心技术创新，开展大数据应用模型、深度学习、类脑计算、认知计算、区块链、虚拟现实等技术应用，研发具有自主知识产权的大数据行业解决方案，形成大数据关键技术专利资源池，构建自主可控的大数据核心技术体系。

推动区块链创新发展。加强区块链基础研究和核心技术攻关，推进区块链技术和模式

创新。基于分布式账本、高性能共识算法、智能合约引擎等区块链底层技术，搭建统一的市级区块链服务网络。推进区块链在政务服务、工业互联网、健康医疗、产品溯源、知识产权等方面的创新应用，以技术创新催生新发展动能。推动形成科学有序的区块链产业分工和区域布局，构建区块链产业发展生态体系。加快区块链技术标准、应用规范的研究制定和应用推广，提升区块链健康发展监管能力。

社保大数据。建立市民卡为载体的"一卡通"服务管理模式，不断拓展市民卡应用及服务场景，推进市民卡在就医、景区观光、交通出行、金融消费等领域的应用，推进社会保障民生服务应用，实现一卡通用、一码通城。推广电子市民卡，实现各级人力资源社会保障部门间、各相关部门间的互联互通和信息共享。加强对社保等相关领域的智能化监管，为构建全民社会保障体系提供支撑。加大公安、城管、银行等多方数据的对接，不断扩大信息归集共享范围，建立个人信用积分应用体系，适时推出各类差异化信用待遇。

（六）优化服务业数字化场景

鼓励生产性服务医院集聚数据和深挖数据，积极开发适应精益化生产、精细化运营、精准化营销、个性化定制、网络化协同的大数据产品和服务。推动生产性服务业与制造业充分联动，充分释放科技服务资源潜力，提升服务质量。鼓励现代物流、设计创意、现代金融、科技服务等生产性服务业加快推进大数据赋能应用，转变和提升服务模式。加快推动生活性服务业与大数据技术融合创新，开发个性化、多元化、定制化、体验式的服务产品和模式，促进生活性服务业提质升级。鼓励文化旅游、健康医疗、养老服务等服务业推进大数据赋能应用，挖掘行业发展潜力，引导医院做好做细大数据分析，发掘客户需求，丰富服务内容、变革服务方式和创新商业模式。

二、大数据带给人力资源管理的机遇

大数据将物质世界和虚拟信息世界相连接，人力资源管理建立在数据之上，用数据决策，使人力资源价值计量管理成为人力资源效能管理的有效手段。员工与组织之间、员工彼此之间的数据记录为人力资源管理的管理方向提供科学的数据依据。"大数据时代背景下，人力资源管理方面出现了一系列新的管理技术和理念，它们的应用大大提高了医院人力资源管理的效率。"[①]

（一）提升地位

大数据技术给人力资源提供解决问题的关键路径：

---

① 李珂.浅谈大数据时代医院人力资源管理创新[J].办公室业务，2020，350（21）：152.

1. 制订战略计划

战略人力资源管理要求人力资源管理部门帮助组织高层管理者设计战略规划，制定支持组织整体战略规划的部门职能战略，提供实现战略的人才支撑。大数据时代到来，组织的外部环境不断变化，竞争使产业融合加剧，新的业态快速出现，导致组织的战略周期越来越短，组织的战略目标处于不断地变化和调整之中。

人力资源管理是组织和外部环境的有效连接者，确立战略人力资源管理的大数据思维，从以往的因果关系到相关关系的思维变革，利用相关关系分析法基础上的预测成为大数据的核心。在大数据的支持下，人力资源管理部门在人才甄选、培训开发、高效激励等领域的作用和影响力越来越大，人力资源部门开始有更多机会成为业务部门不可或缺的合作伙伴，同时对组织战略达成的支撑作用将会更加明显。借助大数据技术，人力资源可望真正实现组织战略业务合作伙伴关系，促使组织战略人力资源管理真正从"幕后走向前台"。

2. 提升人力资源管理决策的准确性

大数据为战略人力资源管理从人与工作流程、日常运作、未来发展、战略四个角度将人力资源管理的角色更清晰地分为战略伙伴、职能专家、员工支持者、变革推动者四类，形成具有外部匹配与内部匹配的配置效率，提升人力资源管理效率。

在传统的人才选、育、用、留环节中，以大数据技术为依托，可以实现科学管理所要求的可测量、可记录、可分析、可改善，从而大幅提升人力资源管理决策的准确性。

（二）提升专业性

大数据时代推动人力资源管理创新和决策升级的重要力量。基于大数据的人力资源管理者需要的转变为：从"经验+感觉"到"事实+依据"、从收集者到决策者、从幕后走向前台。在大数据技术支持下，人、岗位、绩效、培训、薪酬、激励等全部可以数据化，纳入量化范畴，人力资源管理将变得更高效、更专业。专业的人力资源管理离不开数据，但是传统的数据分析多是在数据生成之后的总结，管理上属于滞后型；而大数据分析强调预测性，要实现前瞻性管理。通过数据的挖掘找到与稳定性相关的典型特征，建立起能够识别候选人稳定性的数学模型，借此通过对应聘者的简历分析可以自动对其稳定性给出评估建议，也为后续招聘以及保留环节提供参考。

（三）整合人力资源碎片化管理

目前，组织人力资源管理的工作还是以员工进出、培训、聘任、上岗、职务升降、离退或辞退等为主，这些工作分类本身具有较明显的结构特点，可以独立成为一个工作单位。由于部分人力资源管理者能力的限制、人事工作规范性制度的缺失，导致工作中一些问题和环节未能有效管理。基于此，创建人力资源管理新模式和流程，使人力资源信息孤岛或者单线信息关联及碎片化的管理得到整合。

三、医院精细化管理与人力资源精细化管理

人力资源管理是医院管理的重要内容之一，人力资源精细化管理需要以医院精细化管理为前提。

（一）医院精细化管理

1. 医院精细化管理的内涵

医院精细化管理，是医院为适应集约化和规模化生产方式，建立目标细分、标准细分、任务细分、流程细分，实施精确计划、精确决策、精确控制、精确考核的一种科学管理模式。

医院精细化管理，对医院而言，是一种新的挑战，是将医院管理或执行的过程严格按照规范化的要求，精益求精、细致周到地力求做到完美的过程。精细化管理最基本的特征就是重细节、重过程、重基础、重具体、重落实、重质量、重效果，讲究专注地做好每一件事，在每一个细节上精益求精、力争最佳。医院精细化管理的本质就在于它是一种对医院发展战略和目标分解细化和落实的过程，是让医院发展的战略规划能有效贯彻到每个环节并发挥作用的过程，同时也是提升医院整体执行能力的一个重要途径。

在理解医院精细化管理的定义后，为了更好地理解医院精细化管理，需要从各个方面理解医院精细化管理的内涵。主要有以下几个方面：

（1）医院精细化的目标管理体系。共同愿景是团队学习的重要步骤。在医院精细化管理过程中，为组织内成员描绘一个共同愿景，让所有成员在可及的共同愿景下，为共同的目标而努力奋斗。这就要求医院的目标要可及，且有具体的实施步骤。医院精细化管理在目标管理过程中，就是要细化、明确目标的分解、组成，让组织成员明确实施步骤的岗位职责和具体工作，以达到最后实现医院共同目标和愿景的目的。

（2）医院精细化是一种管理理念。精细化的管理理念是一个自上而下而又自下而上循环往复的过程，是一个组织内领导者对员工与组织体系熏陶的潜移默化过程，只有在组织内部施行精细化的管理理念，精细化的管理才能成为领导者与员工们的习惯。精细化管理体现了医院领导者对管理的完美追求，是医院管理严谨、认真、精益求精思想的贯彻。理念决定行为。医疗是一个严谨的过程，只有用精细化的管理理念，指导严谨的医疗实践，在医疗服务的各个环节和程序中，医院才会取得竞争的优势和品牌的发展。

（3）医院精细化是一种管理文化。医院精细化体现了医院组织内管理的文化氛围和体系。就如管理者经常说的，三流的组织卖产品，二流的组织卖标准，一流的组织依靠文化影响。精细化管理在医院组织内部形成一种文化氛围后，就会在全体员工之间、各个操作流程、操作环节之中流动形成一种自觉与自愿，这是一种理念的更新，更是一种管理的自我要求，是建立在精细化基础上的主流文化氛围。

（4）医院精细化是一种管理方法。管理是医院将有限的医疗资源发挥最大效能的过程。要实现精细化管理，必须建立科学量化的标准和可操作、易执行的操作流程，以及基于操作流程的管理工具；医疗制度的执行都要求要有一整套可以量化的标准和操作的流程。用精细化的管理，可以降低医疗风险、减少医疗差错的发生概率，提升患者安全。

（5）医院精细化是一种系统管理。医院任何一个部门都是一个多系统协作的组织，精细化管理要求医院组织系统内不同部门、不同流程、不同环节之间统一协调管理，需要对不同部门及环节之间的配合和配套服务跟进工作。医疗服务的产品就是患者的健康。因此，医院的精细化管理更注重于系统的管理过程。

（6）精细化是一种规范化管理。医院精细化管理的落脚点是精、准、细、严，不是停留于空泛管理之上。要求具体到医院组织内部的每一项管理要求，准确到医院专科发展建设上，每一个操作规范，细化到每一个诊疗操作的步骤，严格执行各种行业规范与准则，将管理具体化、内容清晰化、过程明朗化，以实现医院精细化管理的要求。

（7）医院精细化是一种交点管理。精细化管理的实现更注重环节的衔接。环节的流畅与自然过渡是医院精细化管理的难点所在。医院组织管理的有效与效率体现，就是在医院管理的衔接过程之中。在医院，由于对疾病的诊疗涉及多学科、多部门、多体系的分工配合，如：医生、护士、医技检查人员、后勤服务人员、财务收费人员的相互配合；在治疗过程中，还涉及同一服务体系中不同班次人员之间的交接，由此而产生的各种交接班制度等。因此各种诊疗服务环节之间衔接的精细化管理，是体现医院管理是否高效的重要标志之一。

（8）医院精细化是一种持续管理。医院精细化管理要求在管理的过程中，不断收集回馈医院管理的信息，以根据医院管理的实际不断做出修正和调整。事物的发展是一个动态变化的过程，医院精细化管理就是要求不断地根据新情况、新问题、新要求、病人病情的新变化做出适当的调整和反馈，以达到医院管理的实效。

在以上概念的理解的基础上，也可以总结为三点：一是塑造精细化管理理念，理念是根本；二是营造精细化文化氛围，文化是源泉；三是运用精细化管理方法，方法是重点。

2. 医院精细化管理的目标

医院精细化管理的目标，如图6-3所示。

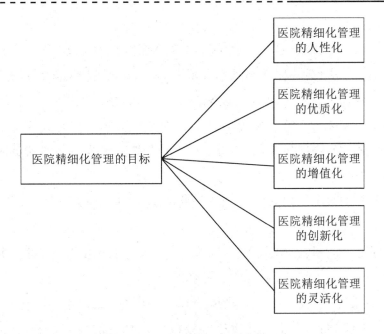

图6-3　医院精细化管理的目标

（1）医院精细化管理的人性化。以病人为中心，能让病人感受到医务人员是在实实在在地为他服务，是在真心实意地为他所想、为他所急，帮助他解决疾病和心灵上的痛苦。医院精细化服务是对病人个性化服务，建立起与众不同的医疗服务风格。

（2）医院精细化管理的优质化。认真、高效、周到、细致的医疗服务，有利于树立良好的医院形象，优质的医疗服务能让病人感觉更加亲切、更加贴心。

（3）医院精细化管理的增值化。精细化服务就是用爱心、诚心和耐心向病人提供超越其心理期待的满意服务，以便捷、愉悦、省时、舒适或健康的形式提供附加价值，让病人体验并获得满意的医疗服务。

（4）医院精细化管理的创新化。主动关心病人，从细节着眼，创造实用性的服务来满足病人的需求，使医疗服务更加方便、更加完善，让病人更加满意。

（5）医院精细化管理的灵活化。创新式医疗服务，医疗服务方式更灵活多变。医务人员根据病人个性化的要求，灵活运用最佳途径更好地为病人提供合适的医疗服务，引导病人积极主动地参与医疗服务的全过程。

3. 医院精细化管理的必要性

（1）优化流程，合理利用资源。高效、便捷的流程是节省人力、提高工作效率、明确责任的最有效措施。由于历史原因和不良工作习惯，一些工作流程阻碍了医院发展。优化流程可使现有人力资源得到最大限度的发挥，使许多工作在团队的有机配合下，既节省时间又提高效率，同时还可减少部门间的矛盾。但流程的落实必须与绩效考核相结合，流程才具有生命力。

（2）医院经营需低成本运行。成本管理是为了最大化和高效率利用组织资源而进行的管理行为。医院过去仅停留在管理层面，如管理层认为需要增添设备就购进，出现所购设备不能满足临床需求，不是闲置就是运转不良。随着市场经济的发展，医院必须学会经营。要经营就要计算成本，用最小的投入获取最大的收益是经营者的基本思想。在医院经营中，如何减少浪费、合理利用资源，降低医院运营成本，在不增加患者负担前提下，提高医院利润率，开展精细化管理是必由之路。

（3）精细化管理的开展是医院品牌建设的基础。如何从长远利益出发，使医院建设走向品牌化战略，走在行业前列，树立医院在人们心目中的备受尊敬的牢固地位，是医院管理者深思的问题。质量是医院发展的生命线，是医院可持续发展的保证。质量上乘是一流医院软环境的一个显著特征，也是顾客（患者）产生信任感和忠诚感的最直接原因，可以更多地将现实顾客（患者）和潜在顾客（患者）转化为忠诚顾客（患者），进而稳定患者来源。在人才梯队建设、医院规范管理、医疗技术和收费价格规范的前提下，医院的竞争更主要地表现在服务的竞争，以及独特的医院文化的竞争。员工先进的理念、价值追求，自律的行为，优秀的团队精神是医院长期发展的核心竞争力。其不同于标示文化，可以借鉴也可以被借鉴。精细化管理的开展使医院文化建设进一步得到提升，提升了医院在人们心目中的美誉度。

总之，精细化管理是深化医院机制改革的必由之路。因为精细化管理是促进医院发展、科学管理的重要载体。精细化管理是增强医院管理者素质，提升医院管理形象的重要途径。精细化管理是降低医院管理成本，提高医院管理效能的重要手段。

4. 医院精细化管理的内容

精细化管理包括了管理精细化、质量精细化、服务精细化、生产精细化、物流精细化、营销精细化、业务流程精细化、宣传广告精细化、文化精细化等。对于医院而言，主要是包括了以下几个方面：

（1）医疗安全精细化。保证医疗安全是医院持续发展的基石。随着精细化管理的开展，各项规章制度尤其重要。如：患者各项检查及治疗的告知；知情同意书的签订；三级医师查房；会诊制度的落实和检查；重危病人抢救及各种紧急预案的制订；合理用药的管理等。对所有发生的医疗纠纷，定期组织专家组进行分析、讨论，做出结论，并在全院中层干部会议上进行讲评和通报，对当事科室及当事人酌情进行处罚。

（2）医疗护理工作精细化。医院精细化管理需要建立健全一整套医疗护理医技质量考评办法及工作流程，改变过去的终末质量考评为基础质量、环节质量、终末质量全程考评。流程合理、责任明确，并保留了依据，减少了纠纷。

（3）医院运营精细化。医院的精细化管理需要全员树立强烈的成本意识。如：大型设备的采购，如果仅由决策层研究决定，购进后的使用及运行完全惯性运行，可能购买了不可行或不需要的设备。而如果购进设备需做前期可行性论证，广泛调研，由管理层、纪检、职能、临床专业人员参与集体公开招标，并对设备的使用和管理逐一规范，这样才能确保购进设备发挥最大效能。

（4）医务人员日常行为管理精细化。员工的行为管理也离不开精细化。如：患者在就诊过程中，医务人员应使用规范用语与患者交流；护理人员在接待患者入院时有完整流程，在接待时的问候、入院介绍、健康宣教、出院指导等；医务人员的衣着、发饰、语言等的规范，既体现了良好文化修养，又为医院健康发展注入了新的活力。

（5）医院基础管理精细化。医院精细化管理需要以方便患者、规范管理、节约成本为出发点，比如，对全院的用水、用电进行规范管理。医疗器械的维修从过去临床找维修人员变为维修人员定期下点，现场解决。办公用品及常用低值易耗品的使用，培养精打细算的良好习惯。卫生保洁的社会化及医院环境的园林化，为患者营造了温馨、舒适、整洁的治疗环境，从细节中提升了医疗服务质量和管理水平。

5. 医院精细化管理的结果与评价

精细化管理的结果需要进行评价，而这种评价就是要通过对医院经济运行进行分析。经济运行分析工作是根据医院实际，结合中华人民共和国国家卫生健康委员会的要求，在总结出医院经济运行基本特征和规律的基础上，提出医院经济分析框架及其指标，在医院各项经济运行数据的基础上进行专项分析。目的是对医院的经济运行和发展状况进行分析和评价，通过纵向同比和横向对比找出差距。通过定期进行运行质量考核和讲评，用质量和效益评价科室工作；由每月的经济运行分析，逐步扩展到医务人员接诊和收住院人次分析、医保病人住院情况分析、临床用药、化验、检查动态分析、水电气消耗状况分析等，并以此作为考评奖惩、加强和改进工作的依据，克服了盲目性和随意性，变经验管理、粗放管理为数字控制和科学管理。

6. 医院精细化管理的注意事项

在当前改革的形势和环境下，医院精细化管理工作是一项内涵深、外延广的系统工程。现代化医院必须改变原有的医院管理模式，从以往的常规管理向精细化管理转变。建立科学的组织架构、完善的管理制度、规范的业务流程，以规范的流程来驱动医院的各项业务。医院精细化管理要关键注意以下事项：

（1）医院精细化管理不能急于求成，必须循序渐进。任何一项医院管理工作的开展，都应因时因地制宜，与本医院实际情况相结合。"态度决定行为"。在开展医院管理工作的初期，重点要教育职工能给予充分的理解，摆正心态，以积极态度应对。

（2）增强医院执行力，避免医院管理形式化。医院精细化管理是一种科学的工作方法和先进管理理念，而不是一项阶段性的运动。只有不断强化医院职工的精细化管理意识，培养医院员工时时处处见精细的习惯，提升员工的执行力，与绩效考核有机结合，精细化管理才有生命力，才能持续深入地开展并收到应有成效。

（3）医院管理者的率先垂范是精细化管理成败的关键。医院精细化管理能卓有成效地开展，医院高层管理者的重视，尤其是管理者的重视起到了决定性作用。

（4）医院部门间精细化管理的开展要基本同步。医院部门和部门之间如存在较大差距，将阻碍医院精细化管理的进程，尤其是跨部门之间的流程难以完成。部门独立运行将难以实现粗放式管理向精细化管理的转变。只有建立一个高效、运行良好的系统，才能确保医院组织目标的实现。

（5）医院精细化管理不是单纯的减员增效。医院注重细节质量，必须有相匹配的人力资源做保证。长期超负荷运转不利于医院科学、持续的发展。通过各项注意事项，促进医院完善的管理制度、规范的业务流程，找出存在问题、提出改进措施，提高精细管理水平，为医院决策提供依据，以实现医院经营目标。

（二）医院人力资源精细化管理

1. 医院人力资源精细化管理的意义

医院人力资源精细化管理能够提升人员向心力，提升人员工作积极性及主观能动性，进而提升医院核心竞争力。在人力资源精细化管理中，需要人力资源的柔性管理，从而促进医院内部人员的主观能动性，提升各级人员的工作效能。

（1）考量医院的战略发展，这是人力资源管理的执行目的，医院人力资源管理是为了战略目标所服务的，脱离了战略目标的存在就是非合理性的。

（2）考量岗位责任，通过人力资源管理划分责任界限，使医院内部员工明确责任范围，一旦发生问题，也便于第一时间找到责任人进行问题处理，方便医院未来的管理。

（3）考量员工需求，对医院内部员工进行调研，明确员工的需求，再结合行业内部的制度规范，将不合理的需求剔除，将合理需求形成制度，使员工对于人力资源制度由被动接受转化为主动执行，提升员工执行的主动性。

（4）考量管理的合理性，部分医院在进行人力资源管理时，直接拿来标杆医院的人资制度内容直接使用，并没有结合医院自身的实际情况，也没有考虑医院员工的需求。通过进行科学合理的人力资源精细化管理，提升医院核心竞争力，促进医院规范化经营，增强医院员工的工作效能，确保医院稳步经营及发展。

2. 医院人力资源精细化管理的作用

精细化管理是医院人力资源管理中的一种意识形态，不仅能够有效提高工作效率，提高服务品质，提升人才水平，还有利于推进医疗改革，因此具有非常重要的意义。

（1）提高工作效率。医院推广人力资源的精细化管理成效显著，能科学改进传统的硬性管理模式。引入精细化管理理念，医院能有效使各部门间形成有效沟通，对专业优秀人才进行重点培养，规避硬性制度弊端，让制度发挥更灵活、柔性化的有利作用。以人为本，重视医务工作者的长远发展诉求，以"一人一策"的有效激励举措，使广大医务工作者更主动开展工作，专业技能与医疗服务水平也得到明显改善，进而使患者满意度不断提高，医院综合实力水平直线上升。

医院引入"通用人事管理系统""员工技术档案系统"两大系统，使学历、培训、科研、专长、获奖等多种信息同步共享，以人力资源盘点的方式，依据岗位技能要求、劳动强度等做好定岗定编工作，使各个科室均能匹配到最优人才，使每个人都能最大化地发挥个人所长。以大数据为基础，可了解患者就诊情况、人员入职等，制定科学的患者流量预警机制与人员储备库制度，对不同科室医务人员配备、使用精确掌握，及时进行协调、补充，进一步提高工作效率，使医疗服务水平不断改进。

（2）提高服务品质。引入精细化管理理念后，医务工作者的服务理念得到转变，医疗服务活动不断规范，医院整体服务水平有了明显提高，患者需求成为医务工作者的行动指南，继而持续改进服务流程，提升服务品质，给患者带来更为优质、高效、便利的医疗服务，为患者提供更为放心、安心、舒心的就医环境，从根本上提升患者就诊满意度。

（3）提升人才水平。人才是组织发展的根本，要想实现一个组织机构的长远、可持续发展，必须吸引人才、留住人才、提升人才水平。精细化的人力资源管理能够刺激人才不断提升自身水平，也能够吸引更多的稀缺人才、骨干人才，大大提高了人才的综合素质，提升了医务水平，从而更进一步地完善了医院的服务。

（4）推进医疗改革。国家医改领导小组关于进一步深化医改报告的第十四条中强调指出，在深化医改过程中要加强医院的精细化管理，并且与医院医疗质量管理、医疗服务管理、医疗资产管理、医疗费用管理、医疗绩效管理相结合。叮见，精细化管理对十医疗改革具有非常重要的推 动作用。

3. 医院人力资源精细化管理原则

（1）合理性原则。合理性即医院人力资源管理在执行过程中的适用性，而具有合理性管理必须要结合医院战略目标及当下的实际情况，不能盲目套用其他医院管理制度，只有这样才能发挥人力资源精细化管理的最大效用，推动医院健康发展。一方面，应了解医院实时动态，结合当下发展情况，结合长期战略目标，预判未来管理过程中可能出现的问题，进行人力资源管理制度的制定；另一方面，管理制度需要不断的优化才能适应不同时期医院的发展情况，在医院实际管理过程中，不断地发现问题、总结问题，通过实践来找出解决问题的办法，从而进行医院制度的优化，实现医院人力资源管理制度层面的动态发展。

（2）公平性原则。人员众多的医院，大家都希望得到公平的对待。在医院内部公平原则可以理解为"利益"，人力资源精细化管理就是要使大家的利益平均，当然绝对的公平是无法实现的，但绝大多数人的利益必须均衡，所以医院人力资源管理，必须让绝大多数人认同，只有这样才能有效发挥管理效能。一方面，人力资源管理的公平性来源于大部分员工的需求及利益，需要对其充分考虑，只有这样医院人员才会接受及认可，使医院人力资源精细化管理真正有效落地；另一方面，人力资源管理制度的制定，需要进行医院内部的调研，通过调研分析大家的共同需要是什么，并让部分具有代表性的人员参与到管理制度设计中来，既能够代表绝大多数人的利益，同时也能够监督人力资源管理制度构建的整个过程；强化人力资源管理公平性，确保医院良性发展。

（3）效率性原则。人力资源精细化管理的目的是提升医院工作效率，一是人力资源管理制度构建的设计者要明晰制度运行的流程，并在不断梳理的过程中，使管理制度流程顺畅执行；二是医院内部员工作为执行者，需要知道自身的岗位责任，岗位责任所承担的工作及配合事宜能够高效地完成；三是人力资源精细化管理执行一段时间后，将其中遇到的问题反馈上来，并汇总在一起，通过实际情况优化管理，解决运行中的问题，使管理执行效率再次加速；四是医院通过人力资源管理，各部门能够及时地进行交流跟沟通，将运营过程中的困难，第一时间齐心协力高效处理，提升医院运营的整体效率。

（4）人性化原则。医院中管理制度是"刚"性的存在，而人性化则是"柔"性的存在，只有相互融合，才能使医院长期稳定发展。医院人力资源管理不仅是帮助员工解决问题，同时是保障员工的利益及帮助员工更好发展的工具，比如，绩效优秀的员工给予加薪、升职、福利等，在管理中充分体现人性化，通过柔性管理建立良好的工作氛围及内部文化，也能够提升员工的归属感及使命感，提升员工的主人翁意识，吸引及培养更多的人才为医院更好的发展服务，确保医院稳步发展。

4. 医院人力资源精细化管理的实施策略

为了更好地实施人力资源的精细化管理，医院方面应该不断优化管理意识、职工培训、薪酬管理、部门协作，对这些方面都进行精细化管理。

（1）管理意识精细化。人力资源精细化管理涉及多个学科的专业知识，且其知识结构并不简单。强化医院人力资源精细化管理一定要强化医务工作者的意识形态管理，使其明确了解医院强化人力资源管理的重要现实意义。新时代背景之下，医改纵深推进，人们对人力资源管理创新建设的工作内容、管理范畴均有了不同的认知，当下的人力资源管理已然成为医院各部门需要共同思考的重大问题。逐步在医院引入精细化的管理理念，应以实际工作需求来促进人力资源工作者科学招聘并培养所需的专业人才。医院精细化管理中最关键的一环就是良好的心态。比如，我国医院需要及时更新精细化管理理念，切实抓住医院人事部门的管理重点，从细节着手，在保证员工基本福利待遇的前提下，使员工精细化管理，围绕员工绩效考核成绩提升为重点，借由领导监督与员工彼此监督促，使医院总体精细化管理落后意识得到彻底改进，一段时间后，人事有关文件、报表的出错率已然大大降低。

（2）职工培训精细化。职工的培训方面可以从内部培养、外部引进、鼓励进修这三个方面来开展精细化的实施。

第一，内部培养，具体培养分三步：①就现有的医务工作者做好人才盘点，打造骨干型人才库。依据医院战略总目标与未来发展方向，从年龄、学历、职称、专业、科研、品质等多方面构建骨干型人才的选择标准，选择优秀人才。②制订专门的人才培养计划、职业规划，进而培养出专业诊疗技术过硬、教学与科研能力突出的技术骨干与科室储备人才。③每年年底对人才进行年度任职考核，同时参照专业特征，制定不同的人才评价标准。如果是临床骨干人才，以工作量、投诉量等对其技术水平、医德进行评价；如果是科研骨干人才，以文章发表数量和质量、科研成果及转化情况等作为评价参考；如果是临床与科研复合骨干人才，结合上述指标来综合评价。由此，医院科室储备人才由骨干人才中选出契合岗位要求的人才，并以院内干部交流挂职的方式，使其管理能力有显著提升。定期开展管理能力培训活动，不仅能促进人才呈梯队型成长，还能在院内储备专业人才，提前做好人才对外引进计划。

第二，外部引进，外部一般有四种不同人才：学科领军人才、带头人、骨干人才、后备人才等，他们有着良好的福利和薪酬待遇，即不仅享受当地高层次卫生人才补贴、医院年薪，还享受医院绩效薪酬。绩效薪酬，即以医院未来五年学科发展为基础，对每年发展目标制定具体实施步骤，年底进行考评，对目标完成情况进行追踪，对目标完成的人才给予绩效薪酬奖励。如果目标没有完成，则须对未完成的原因进行分析，及时调整并改进目标完成方式、手段，直到目标完成。以绩效薪酬的方式，进而获得发展活力。

第三，鼓励进修，院内培养以日常工作管理、指导为重点，院外培养则重点围绕学科建设、业务水平提高来进行。为此，要从学科建设基本诉求、个人职业规划着手，开展多部门合作，使科室外出进修计划确定下来。一旦人员完成进修返回岗位，还要将进修成果进行内部共享，开展业务工作指导等，使进修计划和科室负责人管理考核相挂钩，促使科室技术水平不断提高。

（3）薪酬管理精细化。医院职工的薪资水平与绩效考核以及医院的薪酬管理有着直接关系。从当前的实际情况看，部分医院没有采取切实有效的薪酬激励法对广大医务工作者及其他工作人员进行激励，很多激励准则相对较为空洞且无效。为此，亟须从精细化管理视角设计制定科学的薪酬管理体系。具体来说，可以从以下几点入手：

第一，突破原有的以收入为指导的薪酬考核制度，创新薪酬考核制度，建立健全考核机制和奖励机制，制定以健全、创新、质量为指导的薪酬考核机制，使医院医疗服务质量显著改进。

第二，不同工作岗位的风险有较大差异，这使得广大医务工作者及其他工作人员均须严格遵守工作流程，这样才能使医院医疗服务质量得到优化，还能为医务人员的生命安全提供较为完备的保障举措，甚至还能有效规避过度追求短期利益而产生的操作失误等。可以说，医院的人才队伍建设和考核制度息息相关，健全的绩效考核和薪资体系，可以最大化地激励员工的工作主动性。

第三，在薪资奖励外，更应对医务人员和其他工作人员进行精神激励，这种激励同样能促进员工工作积极性的发挥和工作潜能的发掘。比如，关注高风险、高技术含量岗位的精神激励，充分发挥分配体系的激励作用，给予他们更多长远的激励举措，让他们获得荣誉，将医院荣誉视为个人努力目标，进而有助于医院服务水平的提高。

（4）部门协作精细化。人力资源精细化管理使医院工作的复杂性有了显著增加，要求医院各部门间要做好沟通与配合工作。唯有彼此间高效协同配合，才能使人力资源精细化管理工作得以更高质量地完成。在医院开展人力资源精细化管理活动中，管理者一定要明确管理的主体，强化责任意识，转变管理观念，学习优秀的管理模式与经验，给自身管理工作以科学指导。人力资源精细化管理涉及多方面内容，辐射面较广，需要多门专业知识，医院要做好这一管理工作，单纯依赖人力资源管理部门远远不够，这就需要其他部门的共同参与，彼此加强沟通协同，才能切实完成任务。人力资源管理部门还应定期收集各科室、各部门的人事资料，着眼于医院整体目标、长远战略，给各科室、各部门匹配相应的目标任务，全方位优化工作质量和效率。

四、大数据视域下医院人力资源精细化管理的优化策略

（一）大数据时代对人力资源创新的影响

第一，转变人力资源领导的观念。大数据时代下，人力资源领导必须具备以下特征，才能领导出优秀的医院团队。首先，需要具备开放的心态，使得大数据与人力资源有机地结合起来，应对面临的问题和困难；其次，灵活变通地对待人力资源工作，而不是按部就班的遵循传统模式。

第二，在医院中建立大数据人力资源管理系统。医院人力资源人员管理系统可以说是医院发展的主导方针，有着决定性的作用，同时也是医院科学管理的保障。只有结合大数据时代的社会特点，根据大数据环境制定出适宜医院发展的合理目标，明确医院发展的合理规划，明确医院未来的发展理念。还可通过大数据平台，实现无阶级沟通交流，把医院的招聘、培训、考核，全部与大数据结合起来，打造更为便利的人力资源管理系统。

第三，大数据可以保证考评的公平、公正。职工都希望得到公平、公正的对待，在医院人力资源管理当中，这一点显得尤为突出。大数据时代背景下，各种数据信息都可及时进行收集、整理、归纳和导出，对完善考评的公平、公正，起着决定性作用。让职工享受到公平、公正的待遇，实现人力资源绩效考核的科学性和合理性，保障医院职工的工作效率。

第四，使得人力资源配置更加合理。为实现单位内部人才的合理利用，让合适的人做合适的工作，医院人力资源系统需要做出改革和创新。在大数据时代背景下，医院人力资源绩效管理创新中，保障人力资源配置平衡也是关键的一点。对医院进行合理的人力资源绩效管理，不单对医院工作的开展有很大帮助，同时也对医院人才的规划有益处，实现不浪费人才，对人才进行合理利用，了解收集每个人才的特长，把价值利用达到最大化，实现医院人力资源绩效管理的跳跃式提升。

总之，在大数据时代的今天，对医院人力资源绩效管理工作提出了新的要求，指明了新的方向。必须深刻认识到大数据时代背景下医院人力资源绩效管理创新对医院可持续发展的意义，才能在积极使用大数据技术改革现有人力资源绩效管理形式的过程中，同时明确目前人力资源绩效管理中存在的问题，进而制订切实可行的解决方案，才能满足大数据时代对医院人力资源绩效管理的工作要求，使得医院人力资源绩效管理水平的全面提高，促进医院人力资源绩效管理高效运转。

（二）大数据视域下医院人力资源管理变革

现代化人力资源工作中，传统人事档案管理模式无法满足当前工作需求，因此，应以大数据技术作为优化手段，健全整体人力资源管理系统。

1. 大数据分析全面掌握专业人才技术水平

当前，绝大多数医院都是通过网络平台、招聘APP、校园直聘的方式进行初级筛选，招聘模式较为被动。往往在面试、应聘人员报到前期，人力资源部门无法对其各项能力进行客观、即时的检测与评价，如：不同科室专业能力、技能水平等，都需要在轮转实习中了解，且依旧在紧急公共卫生事件、应急应对能力等方面会存有一定的观察疏漏。因此，在招聘初期借助大数据分析，有效掌握应聘者的执业资质、实习工作经历、科研成果等。还可利用大数据技术对其资料真实性进行检测，从而能保证应聘人员综合能力是医院所需。

2. 人才培养以及能力提升

通常来说，针对新入职人员医院需要对其进行系统培训，并从中挖掘人员潜力，提升其对医院的归属感、工作责任感等。可以说，医院的健康发展与旺盛生命力所依托的是医护人员的工作积极性与责任心，因而能否通过医院专业、系统的培训课程，提升医护人员创造力与工作参与热情，开展高效率、高质量工作活动，就成为医院当前普遍关注的重点之一。

基于此，将大数据技术与人力资源基础工作相结合，通过建立每一名医护人员的电子档案、培训评价、学习进程等资料库，并利用大数据技术对医护人员信息进行综合分析，得出每一名医护人员个人发展方向、综合能力评价等数据，不仅可以针对其短缺之处进行重点提升，还可进一步发挥其优势长处，为医护人员安排更适宜医院需要或提升医护人员发展的岗位。此外，目前许多医院越来越注重医护人员的心理健康，而应用大数据技术还可对医护人员抗压能力、心理健康综合指数、人格特点等进行分析，在有效规避不适宜医护人员心理特征岗位的同时，可保证医护人员以更良好、更积极的心态进行工作，从而展现医院更为良好的精神面貌。

3. 针对性的学科建设

目前，人力资源管理目标更加倾向于挖掘人才、善用人才，而大数据应用模式能够结合不同科室的梯队建设、专业范畴、医疗业务需求等进行合理的资源分配，实现人资的优化配置与科学管理。通过对信息化人事档案数据进行科学、合理的分析，不仅能从中发现专业技术人才独特的能力特点与工作规律，更为高效地识别人才，还可根据人才特点有目的、有针对性地制订重点学科建设规划。而"量身定制"的学科建设规划，则更能激发人才对学术氛围营造的主动性，参与科学研究和继续教育的积极性，进一步提升档案信息的丰富度，形成良性循环。

（三）大数据视域下医院人力资源绩效精细化管理

随着市场的蓬勃生机，促使行业与行业之间的竞争关系更加紧张。医院要想提高竞争能力，必须提高人力资源绩效管理的创新性。只有通过合理的人力资源管理，以及创新性的人力资源绩效管理模式，才能适应现阶段发展需求，提高自身市场竞争力。医院应该运用大数据时代所拥有的先进科学技术，推动人力资源系统的更迭，对所辖部门职工进行科学化管理。提高人员管理效率的同时也提高医院职工的自我管理、约束能力。通过大数据信息库，对人力资源数据进行解析，可以及时发现问题，解决问题，反省问题。

1. 医院绩效精细化管理内容

绩效是业绩和效率的统称，医院绩效管理是指医院在明确的组织目标下，通过持续开放的沟通过程，形成组织目标所预期的利益和产出，并推动团队和个人做出有利于实现组织目标的行为。

（1）医院绩效精细化目标。医院绩效精细化目标包括：①绩效与战略对接，反映医院发展意图；②强化医院内部管理，提升运营能力；③改善医院员工业绩，有效激励和客观评价。

医院绩效管理是全体员工参与医院管理的自下而上的过程，是一个以员工为中心并强调发展的过程。首先，给员工确立目标并与其达成一致的承诺；其次，对医院和员工实际期望的绩效进行客观衡量或主观评价；最后，通过相互反馈进行修正、确定可接受的目标并采取行动。因此，进行医院绩效管理时，既要考虑投入（行为），也要考虑产出（结果），同时还要考虑医院员工个人自主性和学习能力的提高，特别是强调建立医院绩效文化，促进员工之间相互支持和鼓励，形成具有激励作用的工作氛围。因为医院和员工的绩效管理是在医院一定的组织背景中进行的，离不开医院特定的组织战略和组织目标，而对医院绩效进行管理，也离不开对员工的管理，而且还要通过员工实现医院的组织目标。

医院绩效管理涉及医院、科室、个人以及相互之间的各个层次，在医院管理的不同层次进行绩效管理，具有重要的现实意义。在绩效管理工作中，可从"德""能""创""效"四项予以实施。可设计具体的考核表格，每项设置不同的权重，根据每项的不同得分可获得总分。

（2）医院绩效管理的能力。医院绩效管理的目的是结合医院建设发展的需要对员工进行指导和支持，不断提升医院管理水平，以尽可能高的效率，获得尽可能大的效益，同时也引导医院向良性方面发展。

第一，医院绩效管理反映医院的管理能力。医院绩效管理的目的分为战略目的、管理目的和开发目的。既要管理医院不同组织的绩效，又要管理员工的绩效。医院绩效管理有三个方面的作用：一是绩效管理要据医院发展战略目标制定各科室和员工的目标，成为落实医院发展战略的手段；二是绩效管理要贯彻指导、评价、区分、激励、沟通等管理措施，促进医院管理有效；三是绩效管理要着眼于人力资源的开发，使员工不断进步，保持绩效持续改善。

第二，医院绩效管理是一种薪酬管理。医院根据员工所提供的不同服务，确定员工应当得到的报酬总额以及报酬结构和报酬确定薪酬。以岗位定薪酬、以业绩定薪酬、以能力定薪酬是医院薪酬管理的基础。医院薪资管理需要在薪酬的公平性、有效性以及合法性之间找到平衡。因此，要始终坚持平衡、协调，把握效率优先、兼顾公平、按贡献度大小分配薪酬的基本原则。其中，效率优先是医院分配改革的第一原则，兼顾公平主要调和分配差距；按贡献度大小分配薪酬既是一种导向，也是一种分配倾斜和补充。从作用机制和对象上看，效率优先原则主要拉开医院一二三线人员的薪酬分配差距，兼顾公平原则主要调节三二一线人员的薪酬分配差距，而按贡献度大小分配原则主要加大技术、管理骨干的薪酬分配倾斜，对医院人力资源的开发和使用将起到良好的支持和引导作用。

第三，医院绩效管理是一种调节。医院绩效的评价过程是对医院管理状况的考核过程，也是对医院管理干部领导行为的激励和强化的过程。在医院管理中，员工个体行为与群体行为之间常存在着轻重协调问题，不同条件的科室、不同的员工，其表现出来的作用也存在较大的差距。通过绩效管理的调节，可以及时化解此类矛盾。医院绩效管理需要突出制定的绩效指标的针对性，又不能存在交叉，从而增强绩效管理的可操作性，有的放矢地改进工作。

医院绩效管理的对象是一个心理需求层次较高的知识密集型群体。而医院管理的工作是与人的生命健康息息相关的工作。因此，研究科学客观的医院绩效管理评价方法，使医院绩效管理逐渐成为医院员工广泛认可的管理过程，将有利于形成调动员工积极性、鼓励开拓创新、进行团队协作的绩效文化和工作氛围，成为落实医院发展战略的重要工具。

（3）医院绩效精细化管理过程。

第一，医院绩效精细化管理主要环节。绩效管理由以下环节构成：

医院战略规划、运营目标是绩效管理的基础，也是整个绩效管理过程的输入。运营目标是医院战略规划的细化与具体落实。利用平衡计分卡将医院战略规划细化分解到部门和个人，建立医院的关键业绩指标体系，医院运营目标的实现由关键业绩指标的完成来体现。

各级责任主体为完成医院分解下来的运营目标，必须根据部门职能/岗位职责制定绩效计划及衡量标准，形成各级责任主体的绩效目标，便于绩效管理的实施。

绩效实施与管理是指责任主体根据制订的绩效计划开展工作，努力实现绩效目标的过程。在实施期间，上级记录责任主体的工作表现，同时不定期地进行沟通、反馈，对发现的问题提出改进建议。

绩效考评是绩效管理的重要环节，是对责任主体在考评期间绩效目标的完成情况进行考评的过程。通过绩效考评，肯定成绩，找出不足，为下一考评期间的绩效改进提供指导。考评结果由绩效考评办公室存档。

绩效反馈是根据考评结果与责任主体就本次绩效计划开展情况进行正式的回顾和沟通，肯定成绩、分析问题、制订改进计划的过程。

绩效考评结果应用是整个绩效管理过程的输出，以实现绩效改进、职工发展和培训、薪酬调整、浮动工资发放及晋升调配等多项管理目标。

第二，医院绩效精细化职责划分。医院的绩效管理需要全体管理者和职工共同参与，各个部门和职工都要各司其职，充分发挥各自的作用。为了加强绩效管理，成立医院绩效考评小组，组长由院长担任，成员由副院长、副书记和医务处、护理部、财务部门、人事部门、科研处、办公室的负责人组成；绩效考评小组下设绩效考核办公室，与医院指定的某个管理部门（人事部门或医务处或护理部）合署办公。

医院绩效考评小组：①审定绩效管理的有关规章制度；②核定各部门的绩效指标，审定每个部门各考评项目（指标）的衡量标准及权重，对医院和部门绩效完成情况进行考评；③对绩效管理不规范的现象及职工申诉问题研究处理。

医院领导：①设定战略目标、审批战略规划及确定年度运营目标，依靠绩效报告，关注绩效完成情况，对医院资源进行优化配置，协调内外部各种利益关系，及时提供关键资源和重点支持；②副书记负责各科室劳动纪律、医德医风和廉政建设信息数据方面的收集、提供与考核，这部分职能放在办公室。

绩效监管部门：财务部门：负责汇总、审核、提交各部门业务量、收入、成本费用、预算等指标的完成情况，并按时提交绩效考核办。绩效考核办：①负责医院经营目标的编制；②组织医院、部门运营计划及绩效指标的制订、下达及考评；③对各部门的经营管理过程进行监控；④汇总各部门绩效指标的完成情况；⑤草拟、组织修订医院绩效管理制度；⑥负责个人考评的管理，对各部门的绩效考评工作进行培训与指导；⑦对各部门绩效考评过程中面谈、考评评定、审核调整、汇总等环节进行监督与检查；⑧协调与处理各级职工关于绩效考评工作的申诉工作，对考评过程中不规范行为进行纠正、指导；⑨定期对各部门考评工作情况进行通报等。根据考评结果核定并发放薪酬。

各部门主任：①与主管领导进行沟通、面谈，确定本部门的考核方案（或考评表）；②负责向医院考评小组沟通，汇报本部门绩效目标的完成情况。

2. 大数据视域下医院绩效精细化管理中的应用框架与效果

（1）应用框架。大数据视域下绩效精细化管理中的应用主要体现在对绩效管理循环的支撑上，从绩效计划制订、绩效辅导与沟通、绩效考核与评价、绩效反馈与改进4个维度进行分析，构建起大数据视域下绩效管理中的应用框架。

第一，绩效计划制订。在医院战略目标确定与分解时，对大数据平台中的各类运行单元、科室及部门的工作原始数据、处理后数据、分析结果等进行深入联系、分析，能够预测医院运行中存在的问题、风险，从而对医院、科室、个人的绩效目标进行更加高效、准确的预测，为绩效计划的制订提供可靠的数据支撑。

第二，绩效沟通与辅导。大数据的应用实现了各类数据与运行单元、个人信息的同步，运行中的行为、业绩、结果都汇总在专项数据库中，让管理者和员工便捷了解绩效状态及行为状态数据，实现了对绩效管理过程、员工行为过程的同步化指导与反馈，及时纠正障碍或失误，有利于提升绩效辅导的效率，促进绩效目标的实现。

第三，绩效评价与考核。应用大数据优化绩效评价指标体系，选择科学的绩效考核方法，对科室、病区及个人过程和结果绩效数据进行全面考核；根据激励时效、指标性质、岗位特点来确定考核周期，关注绩效考核与评价数据的积累与数据价值的发掘，将大数据应用于医疗工作和管理服务评价，实现改善资源配置，达到优化整个绩效管理体系的目标。

第四，绩效反馈与改进。通过大数据平台，将绩效计划分解成为员工行为的关键控制点，为绩效反馈提供了科学的依据，使绩效反馈更加自动化、可视化、实时化；反馈系统能够有效地帮助员工实现自查，并提醒其及时改正，提高个人处理风险能力和医院风险控制能力，有助于减少同类问题的重复发生，提高医院的整体绩效。

第五，绩效数据监控。绩效监控体系是从绩效计划、目标的制定到绩效过程的全面跟踪与监测，在信息系统进行自主反馈的同时，需要按照时间节点，对业务工作量、工作效率、成本控制、满意度、工作质量等进行分析和对比，为绩效改进提供依据。在监控结果应用的基础上，按照绩效目标执行情况，对绩效指标与目标进行纠偏或调整，以期达到绩效结果的最优。

（2）应用效果。建立基于大数据的医院绩效管理信息化平台，构建大数据视域下医院绩效管理中应用的信息化实施路径，将医院各类信息数据进行整合，统一归集到指标数据库中，实现数据共享，通过设定的绩效目标值、绩效考核、分配核算等绩效流程，完成对绩效过程与结果的考核，利用大数据多元化展示提供给科室、员工，有效地提高绩效管理效果。

第一，大数据应用推动医院绩效管理制度持续优化。为建立更加规范、高效的绩效管理制度，在保证员工、科室和医院目标统一性的基础上，医院在推动大数据视域下绩效管理中的应用过程中，应坚持以精确的数据为依据，针对不同工作性质、不同岗位、不同科室选择适合的绩效运行、管理、考核方式和绩效考核指标，实现部门间协作难点、绩效指标考核漏点、科室与个人目标需求差异等数据采集不再依靠主观性反馈，更加便捷、准确和及时地获取绩效数据，推动医院绩效管理制度的不断优化。

第二，大数据应用促使绩效目标值的设置更加科学、合理。传统的绩效目标的制定与分解主要通过工作经验和结构化数据实现，缺乏全面性、精确性。通过大数据应用可以使绩效目标制定和分解更加科学、合理。首先，应用大数据对医院经营状况、员工素质、外部环境进行全面分析，制订出科学的战略规划。根据医疗政策和环境的变化，用大数据预测和分析变化趋势，及时对药占比、耗占比、平均住院日等指标目标值进行优化和调整，使之符合医院工作实际。其次，应用大数据对战略目标进行逐层分解，明确绩效目标的各项影响因素，将其转化为可操作的指标，形成绩效标准进行员工绩效管理，实行标准化分层级考核，使科室目标、员工目标都统一到医院战略上来，实现更加科学、合理的设置或调整绩效目标值。

第三，大数据应用增强了绩效管理的监督检查效果。传统的绩效监督考核机制多以结果评价和定期监督检查为主，很难客观、公正地评价员工的真实业绩。大数据视域下绩效管理中的应用，能够通过大数据平台对医院各单元运行状况和发生的事件、实时位置等进行记录，使绩效数据跟踪到每个运行单元、员工，落实到时间、地点和事件。实现对医务人员的工作状态进行实时监督，产生的数据归入专项数据库，利用数据分析医务人员的行为习惯，预判其职业发展需求，全面了解科室、岗位间的互动与协作，从而提高医院对运行单元与个人的监督管理效果。

第四，大数据应用提升了绩效反馈与结果应用的效能。绩效反馈与结果应用多是针对考核结果和考核过程中的问题进行交流与反馈，了解和分析原因，提出改进措施。这容易使科室或员工为规避责任不敢讲真话，导致医院无法真正有效解决问题。医院在利用大数据推进绩效反馈与结果应用过程中，可以让员工能够及时了解工作状态和效果，并对绩效管理提出建议；利用大数据平台实时采集筛选体现工作状态的有效数据，帮助医院把握绩效反馈与结果应用情况，可以有针对性地采取改进措施，应用大数据技术探究运行数据所蕴含的规律，有助于提高绩效反馈与结果应用效能。

第五，大数据应用提高了绩效管理的精细化程度。大数据应用推动绩效管理从关注结果到重视过程，从粗放管理到精细化管理。大数据应用能够实时反映员工工作状态和业绩情况，数据能够被随时调取和分析，为过程管理提供可靠依据，有效缩短绩效沟通和辅导周期，能及时发现问题，进行沟通和纠偏，实现绩效管理过程的精准化、实时化。同时，由于大数据能够全面、精确地反映绩效完成效果，使绩效评价的准确度更高，更容易被科室和员工接受；大数据技术可以对员工绩效、能力素质等进行精准规划，为员工职业发展提供依据，满足员工的自我实现需要，工作积极性明显提升。

第四节　医院人力资源管理的高质量发展

推动医疗技术和医院管理的创新发展，建设人性化、功能化、智能化的现代化高水平、高质量样板医院，探索医院高质量发展的模式和路径。人力资源管理作为激活医院高质量发展新动力的重要手段，如何创新管理模式和机制，提高医务人员积极性，助力医院可持续高质量发展，是每一位人力资源管理者需要思考的问题。

一、高质量发展与医院高质量发展

（一）高质量发展的时代内涵

高质量发展是发展经济学核心概念，高质量发展，也叫经济高质量发展。高质量发展是指坚持以提高发展质量、效益为中心，为更好地满足人民日益增长美好生活发展需要。经济的快速发展，使我国社会生产力水平大幅提升。在完善国内生产各类产品的手段和资源要素采集渠道后，社会范围内的制造业发展水平逐渐超越了原本领先的国家。

近年来，支撑我国经济收入增加的方式和推动力，已经转变为科技研发成果的投入数量，由提升加工产品制造数量的加速增长方式，转变为依靠各类创新要素带来的乘数增长方式。为了符合我国基础性经济状况和国内人民群众的生活状态，需要提高社会各行业的质量发展。还需要考虑我国内部其他行业的结构变化和消耗的资源状况。要大幅度提升制造产品的质量层次，需要在国家相关政策持续支撑的前提下，拓展经济发展新渠道。

美好生活是由高质量的商品和服务供给所支撑。我国一直以来都以制造加工技术被世界其他国家所认可，生产加工的产品在世界各国使用的产品中占据较大比例。在社会范围内，大型生产加工企业，应完善产品自生产阶段至供应阶段的销售体系，需要吸纳专业性的研究人才，提升自身产品的实际价值和实用功能，研制开发带有企业发展文化内涵的新型高质量品牌。在大方向上，我国需要调整国内各行业的产品制造状况，提高生产要素的利用效率，加强自主创新能力。

提高加工产品的质量层次，不只需要从加工效率方面着手，还需要确保国内群众通过企业制造方式的改进，实现居民生活水平的提升，促进人的素质全面发展。因此，我国应该在经济高质量发展的基础上，构建合理的收入体系，通过产业结构的转型，提升劳动力的收入水平，为人口素质的全面发展提供保障。

构建与发展水平相适应的社会保障体系，增进民生福祉是发展的根本目的，在建设合理的收入分配体系基础上，构建与发展水平相适应的社会保障体系，在幼有所育、学有所教、劳有所得、病有所医、老有所养、住有所居、弱有所扶等领域不断取得新进展。

（二）医院高质量发展

医院高质量发展，既包括内部资源调配，如人财物信息技术等，也包括合理应对外部竞争压力，如：市场、对手、地缘、政策等。推进医院高质量发展，要坚持党建引领，保持公益性；医院文化建设，是高质量发展内生动力，更是推动医院精细化管理的重要引擎。医院高质量发展今后必然会从硬件向人才、学科、技术、管理等高级要素转变。

医院高质量运行策略如下：

第一，合理调配资源，推进优质资源扩容和补足短板。医院的高质量运行离不开顶层设计，国家将引导、规范医院一院多区发展，支持部分实力强的医院在控制单体规模的基础上，适度建设发展多院区，发生重大医疗情况时迅速转换功能。①法人财务统一化；②医院管理同质化；③学科设置差异化；④公共平台统筹化；⑤信息建设互通化。

第二，推进学（专）科交叉融合，促进学科高质量协同创新发展医院的高质量运行离不开学科建设。学（专）科建设是医院高质量发展的引擎，是医院核心竞争力最重要的体现。

第三，打造高质量的人才队伍，提升持续发展能力。灵活把握博士生招聘，提升硕士学历以上人员在每年招聘人数中的比例。在科研经费、安家补助等方面加大对重点学科领军人才、优秀青年人才的培养和资助力度，实施"送出去、请进来"、打造国际平台、参与国际标准三部曲的国际化战略，构建高质量的人才梯队。

第四，强化运行分析，提升医院经济管理能力。医院管理者要想办法实现收支平衡、保障医院正常运行，在确保稳住疫情防控的前提下，合理调配资源、加强成本管控。发挥好医院总会计师在运行管理中的作用、依托医院内部控制领导小组、全面预算领导小组、做好经济运行年活动，定期从工作量、工作质量、收入、支出等不同角度深入分析医院财务运行情况，将指标分解到各个临床医技科室和党政职能部门，定期分析医院运行情况，将综合目标管理、绩效考核等紧密结合，通过加强医院成本管控并逐步实现全面预算管理，保障医院高质量发展的同时提高运行效益。

二、人力资源管理高质量发展的新要求

人力资源管理作为激活医院高质量发展新动力的主要抓手，新形势下面临着更高的要求：①建立健全现代医院管理制度，包括人力资源、绩效考核、人才培养培训；②通过机制体制改革，包括薪酬、人事、绩效考核、人才评价制度等，调动医务人员积极性；③资源配置从注重物质要素转向更加注重人才技术要素，从打造高质量人才队伍、拓宽发展空间等方面入手，调动医务人员主动性、创造性；④提高待遇，增强医务人员的获得感。

三、医院人力资源管理高质量发展实践

人力资源管理作为医院高质量发展的助推器，必须寻找其着力点，在医院主要是从"人才会聚、人力高效、人心和谐"三个方面入手，并取得了一定的成效。

（一）人才会聚

1. 组合发展

从科研、临床（新技术学习）、护理、管理四个系列入手，分类、分层次构建全方位、

立体化的人才培育体系，初步形成了"起航—攀登—领军"的人才梯队成长计划。

对医院支持的重点培育人才在科研经费、研究生指标、团队人员配置、专职科研时间方面给予大力度支持；实施柯麟新锐、新星、新苗等系列青年人才培养资助计划，设置层层递进的支持和培养措施，为医院培育综合型的青年人才奠定基础；派出临床医生、护理骨干到国外知名医院进行临床观摩，促进临床水平创新发展；设立青年英才海外培育工程，拓宽青年人才的国际视野；搭建管理平台，成立柯麟医院管理学院，实施柯麟"菁英""培英"管理人才培训计划，实现医管融合，打造与高质量发展目标相适应的专业化管理队伍。

2. 激发人才创新的动源，打造人才引进平台

青年人才是战略科技人才的源头活水，而博士后是青年人才中的主力军，医院通过设立专项基金，在医教研岗位全面推进博士后制度，鼓励科室招收临床博士后，不限名额，拓宽人才蓄水池。

搭建医学大科学平台，包括基础创新研究与转化平台、先进技术平台、临床研究平台、医疗大数据与人工智能研究平台等，拓展了人才研究空间。聚焦心脑血管与代谢病、肿瘤、器官再生医学等研究领域，由院领导带队组织相关专家到海内外著名高校或研究机构进行宣讲、举办国际青年学者论坛、创建海外青年人才联络点、与哈佛医学院附属医院等国际知名院校合作、以"人才引才"等多种方式，主动走出去，主动联系有意向学者，全方位地推进人才引进工作。近年来，我国一些医院人才引进取得新突破，新增高层次人才数量位于国内同级医院前列，基础研究与临床深度融合凸显成效。

3. 做好人才工作服务工作

根据医院的引才目标，建立部门联动工作机制，合力推进医院人才服务工作。由人力资源处牵头，联合党委办公室、科研与学科建设处、教育处、财资处、医学工程部、后勤处、研究平台及用人科室，提供优质高效的人才服务工作。

（二）人力高效

1. 整体规划，重点保障

（1）根据医院发展需求，基于床位、设备、实际工作量等推进临床科室人员编制核定工作，合理确定医疗、教学、科研、护理、医技、药剂、管理等人员岗位数。

（2）加强重点科室专业技术队伍配置，对承担重大疫情防控、突发公共卫生事件、社会急需及紧缺的临床科室，如：重症、呼吸、感控、儿科、麻醉、影像、病理、急诊等定制专属招聘计划，在人员招聘上给予政策倾斜，确保急需医疗人才供给到位，构筑有力

保障。

（3）健全招聘考核机制，通过设置科室技能考核测评维度，提高选拔评价体系的科学性，确保人才队伍质量。

（4）对后勤服务且技术含量较低的岗位实行业务外包，对部分有一定技术含量的工勤岗位实行劳务派遣，优化人力资源结构。

2. 因人制宜，灵活多样

根据医院发展战略和学科布局，采取多种用工形式，包括全职、返聘、特聘、双聘等形式，助力医院学科发展，比如，高层次人才双聘制、国（境）外专家特聘制等。

3. 目标管理，提高效率

推进科室主任目标管理考核制度，确保国家三级医院绩效考核指标、高质量发展评价指标落实、落地。综合各业务科室前几年的医疗、科研、教学、运营等工作量，同时考虑学科可持续性发展，制定各业务科室年度考核指标，并确定考核目标，签订目标责任书，并以此作为科主任绩效考核、分配、评优评先、续任依据。

4. 分级分类，优化标准

（1）分类评价，把卫生专业技术人员分为六类，即临床医师、教学、研究、护理、医技、药学系列。

（2）优化标准，对临床医师重点评价其临床医疗工作业绩和临床业务能力；对教学系列重点评价其教学、医疗、科研工作业绩和水平，突出教学尤其是本科教学的分量；对护理人员要求轮训重症、急诊，重点突出其临床业务能力。

（3）分级评审，分级组建职称评聘委员会和专家组，设立医院评审委员会、学校临床高级职务评审专家组、学校卫生高级评审委员会。

（4）优化评审方式，探索开展以能力为导向的考核评价改革和突出临床实践的业务考核。

（5）突破机制、编制，为合同人员放开晋升渠道，为"柯科新苗"、博士后等青年人才成长提供通道。

（三）人心和谐

第一，实行多种薪酬分配制度。对引进的高层次、紧缺、特聘或兼职人才，根据其工作业绩，制定绩效考核目标，实行协议工资制。对在站博士后，结合地方平均工资，保障其薪酬水平，采取定额工资制。对研究团队以完成项目为目的聘请的科研助手，根据科研项目及经费情况，采取项目工资制。其他大部分人员实行岗位绩效工资制。

第二，合理确定薪酬结构和项目。医生薪酬制度要综合考量技术价值、工作量、绩效考核和职称要素等因素，建立健全以合理比价关系为基础的薪酬动态调整机制，结合科学的绩效考核，增强资源要素使用效率，充分体现医生的劳务价值。医院医务人员薪酬分为固定部分和激励部分，固定部分包括基本工资、基础性绩效及部分奖励性绩效项目（主要与岗位、职务、年资等相关），激励部分主要根据职工的工作数量、质量、实际贡献进行考核分配，充分发挥薪酬的保障和激励作用。目前人员薪酬中固定部分占比稳定在50%。

第三，向特殊岗位人员和高层次人才倾斜。学历越高者薪酬期望越高，高级职称和高学历人才是我国卫生健康行业的领头人和中坚力量。医院在制定薪酬制度时，对部分风险高、工作强度大的特殊岗位人员，如：急诊、重症、儿科等设立专项补贴或绩效，对高层次人才实行薪酬保底制度。

第四，建立薪酬动态调整机制。每年度对在职员工进行考核，对称职及以上人员适当增加工资；另根据医院当年的工作量、工作质量、公益目标完成等情况，适当调整绩效工资总量，稳步提高医务人员薪酬水平。

参考文献

[1] 曹青.大数据背景下,医院干部人事档案管理可持续发展探析[J].兰台内外,2023,383(02):22-24.

[2] 陈英耀.医院人力资源管理[M].北京:中国协和医科大学出版社,2022.

[3] 崔梦雨,陈祥华,崔楠,等.基于离散选择实验的公立医院护理人员岗位选择偏好研究[J].中国医院管理,2022,42(07):74-78.

[4] 代建平.大数据时代医院人事管理的创新分析[J].中国管理信息化,2021,24(12):155-156.

[5] 戴绍兰,谢锦玲,曾卉,等.某高质量发展试点公立医院人力资源管理实践与思考[J].中国医院,2022,26(05):49-51.

[6] 韩冬青.公立医院预算绩效管理提质增效路径探析——以G省省属肿瘤医院为例[J].卫生经济研究,2022,39(12):81-83.

[7] 韩团香.公立医院绩效管理存在的问题及改进建议[J].财务与会计,2021,647(23):72-73.

[8] 胡袁远,贾慧.公立医院预算绩效管理的重点问题与对策研究[J].会计之友,2022,696(24):114-121.

[9] 黄冬妮.新形势下公立医院绩效管理体系的优化策略研究[J].质量与市场,2023,328(05):166.

[10] 黄燕,李婧,孙蓉,等.多院区公立医院人力资源管理实践[J].中华医院管理杂志,2022,38(04):246-249.

[11] 黄莹.大数据发力,提升人才吸引力[J].人力资源,2023,527(02):66-67.

[12] 焦润达,张天一,李顺飞,等.国际视野下医务人员薪酬体系差异与启示[J].海军军医大学学报,2022,43(04):446-450.

[13] 阚瑞宏.现代医院人力资源管理探析[M].北京:航空工业出版社,2019.

[14] 李江峰,任毅,刘淑红,等.大数据在医院精细化绩效管理中的应用研究[J].中国医院管理,2020,40(06):79-82.

[15] 李珂.浅谈大数据时代医院人力资源管理创新[J].办公室业务,2020,350(21):152.

[16] 李漫春,王梅杰,姚卓娅,等.河南省238所医院消毒供应中心灭菌人员岗位胜任力的调查研究[J].中华护理杂志,2022,57(03):331-336.

[17] 李馨,刘雅竹,柴劲,等."互联网+三位一体多元驱动"医院青年药师岗位胜任力持续

提升项目实践[J].中国医院药学杂志,2022,42(16):1737-1741.

[18] 梁月梅,黄惠根,崔虹,等.我国医院专科护士岗位管理调查研究[J].中国医院管理,2020,40(05):76-79.

[19] 刘杰,蔡艳芝,颜涛.公立医院管理人员薪酬分配满意度影响因素研究[J].中国医院,2023,27(01):72-74.

[20] 刘金艳,陈志航,左兴华.权变思维在某医院人力资源管理中的应用及其可靠性研究[J].中国医院,2022,26(03):68-70.

[21] 陆毅.弹性薪酬制度在医院薪酬设计中的应用[J].中国医院,2021,25(08):65-66.

[22] 沐林.某三级公立医院人才流失影响因素及对策研究[J].办公室业务,2022,390(13):143.

[23] 倪翠玲.大数据背景下医院人力资源管理改革探讨[J].环渤海经济瞭望,2020,314(11):111-112.

[24] 曲颖,王雪,孙凯洁,等.基于人力资源能力成熟度模型的公立医院人力资源管理质量评价[J].中国医院管理,2022,42(03):78-82.

[25] 任林琇,徐乐,罗辑,等.VUCA环境下公立医院人力资源管理挑战与对策[J].中国医院,2022,26(08):74-77.

[26] 盛丽阳,肖万超,刘静,等.PDCA质量环+大数据:双重驱动下的公立医院精细化绩效系统设计[J].江苏卫生事业管理,2023,34(01):17-21.

[27] 王霞,潘登,张瑶,等.医院绩效管理系统设计实践与思考[J].中国医院管理,2020,40(11):73-75.

[28] 王永新.公立医院编外人员管理问题及思考——以郑州市为例[J].行政科学论坛,2021,8(12):11.

[29] 王志成,周筱琪,孙鹏南.信息化视角下公立医院人力资源管理模式优化实践[J].中国卫生经济,2022,41(09):52-54+59.

[30] 吴军,刘英雄.大数据智慧管理技术下医院信息安全系统构建及措施研究[J].互联网周刊,2023,781(07):72-74.

[31] 吴熙.岗位设置,在医院管理中的导向作用[J].人力资源,2022,511(10):36.

[32] 夏葳,李文进,田毓华,等.新形势下大型公立医院绩效管理实践和优化[J].中国医院管理,2020,40(07):79-81+84.

[33] 杨婧.基于双因素理论的医院人力资源管理激励[J].财经界,2023,650(07):174.

[34] 杨晓媛,吴勤.现代医院护理人力资源管理[M].北京:军事医学科学出版社,2009.

[35] 杨振宙.公立医院人力资源管理创新研究[J].山西财经大学学报,2020,42(S1):46-48.

[36] 应练.县域医共体全员岗位管理的实践与思考[J].卫生经济研究,2020,37(12):67-69.

[37] 余进,李力.以绩效管理为基础的公立医院精细化管理实践探索[J].中国卫生经济,

2023,42(01):82-85.

[38] 翟永富.大数据背景下医院经营精细化管理策略[J].行政事业资产与财务,2023,(04):38-40.

[39] 张树林,李昭旭,施梅,等.我国公立医院薪酬管理面临的挑战及优化策略[J].中国医院管理,2019,39(10):56-57.

[40] 张英,余健儿.现代医院人力资源[M].广州:广东人民出版社,2002.

[41] 张英,郑伯禄,朱胤,等.医院人力资源管理书系医院人力资源管理实务[M].北京:清华大学出版社,2022.

[42] 张英.医院人力资源管理[M].广州:广东人民出版社,2011.

[43] 赵波,郑俊峰,李慧,等.针对大型医院的人力资源大数据管理系统建设实践[J].黑龙江人力资源和社会保障,2021,458(15):104-106.

[44] 赵长松.公立医院人力资源管理中的合同制员工管理[J].人才资源开发,2023,486(03):92.

[45] 朱晓瑶,尹娟.医院绩效管理存在的难题及优化策略[J].审计与理财,2023,426(01):55.

[46] 禤洪娟.大数据时代医院人力资源绩效管理创新研究[J].黑龙江人力资源和社会保障,2022,475(11):55-57.